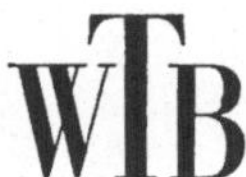 Wissenschaftliche Taschenbücher

*Eine Auswahl
lieferbarer Bände:*

HEINRICH ARNOLD
Physikalische Chemie der Halbleiter

JOACHIM AUTH / DIETMAR GENZOW
KLAUS H. HERRMANN
Photoelektrische Erscheinungen

HANS BANDEMER
ANDREAS BELLMANN
WOLFHART JUNG / KLAUS RICHTER
Optimale Versuchsplanung

FRANK BEICHELT
**Prophylaktische Erneuerung
von Systemen**

JOACHIM BELLACH / PETER FRANKEN
ELKE WARMUTH / WALTER WARMUTH
**Maß, Integral
und bedingter Erwartungswert**

WOLFRAM BRAUER
HANS-WALDEMAR STREITWOLF
**Theoretische Grundlagen
der Halbleiterphysik**

SIEGFRIED BREHMER
Einführung in die Maßtheorie

SIEGFRIED BREHMER
Hilbert-Räume und Spektralmaße

JOHN CUNNINGHAM
Vektoren

GEORG DAUTCOURT
Relativistische Astrophysik

WERNER DÜCK
Diskrete Optimierung

HANNELORE FISCHER
JOACHIM PIEHLER
**Modellsysteme
der Operationsforschung**

GOTTFRIED FRITZSCHE
**Grundlagen und Entwurf
passiver Analogzweipole
Netzwerke I**

**Entwurf passiver Analogvierpole
Netzwerke II**

**Entwurf aktiver Analogsysteme
Netzwerke III**

HERBERT GOERING
**Asymptotische Methoden zur Lösung
von Differentialgleichungen**

HERBERT GOERING
**Elementare Methoden zur Lösung
von Differentialgleichungsproblemen**

EDUARD HERLT / NIKOLAUS SALIÉ
Spezielle Relativitätstheorie

HELMUT HESS
Der elektrische Durchschlag in Gasen

V. I. KARPMAN
**Nichtlineare Wellen
in dispersiven Medien**

ULRICH KAUSMANN
KLAUS LOMMATZSCH
FRANTIŠEK NOŽIČKA
Lineare parametrische Optimierung

KONRAD KREHER
Festkörperphysik

DIETER KRESS
**Theoretische Grundlagen der Signal-
und Informationsübertragung**

DIETER LEUSCHNER
Grundbegriffe der Thermodynamik

W. S. LETOCHOW
Laserspektroskopie

DIERCK-EKKEHARD LIEBSCHER
**Relativitätstheorie
mit Zirkel und Lineal**

WOLFGANG MEILING
**Digitalrechner
in der elektronischen Meßtechnik**
Teil 1: Meßmethodik
Teil 2: Gerätetechnik
und Anwendungen

L. I. MIROSCHNITSCHENKO
**Kosmische Strahlung
im interplanetaren Raum**

PETER PAUFLER
GUSTAV E. R. SCHULZE
**Physikalische Grundlagen
mechanischer Festkörpereigenschaften**
Teil I und II

ULRICH RÖSEBERG
Quantenmechanik und Philosophie

ALBRECHT ROST
**Messung
dielektrischer Stoffeigenschaften**

J. V. SAČKOV
Wahrscheinlichkeit und Struktur

E. M. SAWIZKI
Perspektiven der Metallforschung

WOLFGANG SCHÄFER
**Theoretische Grundlagen
der Stabilität technischer Systeme**

ERNST SCHMUTZER
**Symmetrien und Erhaltungssätze
der Physik**

VOLKMAR SCHURICHT
Kernexplosionen für friedliche Zwecke

NORBERT SIEBER
HANS-PETER LEIDHOLD
Einführung in die Datenverarbeitung

HUBERTUS STOLZ
Supraleitung

Festkörperphysik
Entwicklungstendenzen und
Anwendungsmöglichkeiten

Das Neutron
Eine Artikelsammlung

Die Schöpfer der physikalischen Optik
Eine Artikelsammlung

HANS-GEORG SCHÖPF
Von Kirchhoff bis Planck

HORST MELCHER
**Albert Einstein wider Vorurteile
und Denkgewohnheiten**

RENATE WAHSNER
Mensch und Kosmos
Die copernicanische Wende

HELMUT FRIEMEL / JOSEF BROCK
Grundlagen der Immunologie

EBERHARD HOFMANN
Funktionelle Biochemie des Menschen
Band 1 und 2

LOTHAR JÄGER
**Grundlagen
der Klinischen Immunologie**

KARLHEINZ LOHS
DIETER MARTINETZ
**Entgiftung —
Mittel, Methoden und Probleme**

JOACHIM NITSCHMANN
Entwicklung bei Mensch und Tier

DIETER SPAAR
HELMUT KLEINHEMPEL
HANS JOACHIM MÜLLER
KLAUS NAUMANN
Bakteriosen der Kulturpflanzen

EBERHARD TEUSCHER
Pharmakognosie
Teil I—III

HEINRICH BREMER
KLAUS-PETER WENDLANDT
Heterogene Katalyse

PETER BIRNER
HANS-JÖRG HOFMANN
CORNELIUS WEISS
**MO-theoretische Methoden
in der organischen Chemie**

WERNER DÖPKE
**Dynamische Aspekte der Stereochemie
organischer Verbindungen**

GÜNTER EPPERT
**Einführung
in die Schnelle Flüssigchromatographie**

GERHARD GEISELER / HEINZ SEIDEL
Die Wasserstoffbrückenbindung

FALKO H. HERRMANN
MARTINA CH. HERRMANN
Das Hämoglobin des Menschen

HELMUT HRAPIA
Einführung in die Chromatographie

HANS LUPPA
Grundlagen der Histochemie
Teil I und II

BURKART PHILIPP
GERHARD REINISCH
**Grundlagen
der makromolekularen Chemie**

HORST REMANE / RAINER HERZSCHUH
**Massenspektrometrie
in der organischen Chemie**

ADOLF ZSCHUNKE
**Kernmagnetische
Resonanzspektroskopie
in der organischen Chemie**

*Vorschau
auf die nächsten Bände:*

HORST-HEINO VON BORZESZKOWSKI
RENATE WAHSNER
Newton und Voltaire
Zur Begründung und Interpretation
der klassischen Mechanik

RICHARD CAMPBELL
Mikrobielle Ökologie

MARTIN HEINRICH / HEINZ ULBRICHT
Mechanik der Kontinua

KARL LANIUS
Physik der Elementarteilchen

HASSO MEINERT
Fluorchemie

DIETER MICHEL
**Grundlagen und Methoden
der kernmagnetischen Resonanz**

VOLKER NOLLAU
Semi-Markovsche Prozesse

PETER PAUFLER
Phasendiagramme

JOACHIM SCHUPPAN
**Theorie und Meßmethoden
der Konduktometrie**

JOACHIM SCHUPPAN
Anwendungen der Konduktometrie

VOLKMAR SCHURICHT
Fusionsreaktoren und Umwelt

KURT SCHWABE
pH-Messung

WTB

BAND 167

Wolfgang A. Knorre

Pharmakokinetik

Theoretische Grundlagen und praktische Anwendungen

Mit 69 Abbildungen und 12 Tabellen

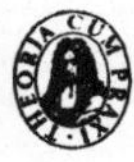

AKADEMIE-VERLAG · BERLIN

Reihe BIOLOGIE

Herausgeber:
Prof. Dr. H. Bochow, Berlin
Prof. Dr. H. Böhme, Gatersleben
Prof. Dr. H. Borriss, Greifswald
Prof. Dr. E. Hofmann, Leipzig
Prof. Dr. J. O. Hüsing, Rerik
Prof. Dr. U. Taubeneck, Jena

Verantwortlicher Herausgeber dieses Bandes:
Prof. Dr. U. Taubeneck

Verfasser:
Doz. Dr. sc. W. A. Knorre
Jena

ISBN 978-3-528-06862-2   ISBN 978-3-322-86068-2 (eBook)
DOI 10.1007/978-3-322-86068-2

1981
Erschienen im Akademie-Verlag,
DDR-1080 Berlin, Leipziger Straße 3—4
Lektor: Christiane Grunow
© Akademie-Verlag Berlin 1980
Lizenznummer: 202 · 100/496/81
Gesamtherstellung:
VEB Druckhaus „Maxim Gorki", 7400 Altenburg
Bestellnummer: 762 804 9 (7167) · LSV 2064

DDR 12,50 M

Geleitwort

Seitdem 1953 der damalige Pädiater der Berliner Charité, F. H. Dost, mit seinem Buch „Der Blutspiegel" die wissenschaftlichen Grundlagen der Pharmakokinetik systematisierte, hat sich dieses zwischen Pharmakologie, Klinik und Mathematik angesiedelte Gebiet beachtlich vertieft und differenziert. Heute liegt ein umfangreiches experimentelles Material vor, das die Basis für das theoretische Gebäude der Pharmakokinetik bildet. Die praktischen Auswirkungen auf die Arzneimitteltherapie — indessen nicht nur auf sie — sind offenkundig. Schon längst lassen sich viele Medikamente nicht mehr in das „3 × täglich"-Schema pressen, Dosierungsregimes werden nach Blut- bzw. Gewebespiegel-Verläufen der Wirkstoffe festgelegt, in zunehmendem Maße wird die Arzneimitteltherapie pharmakokinetisch individualisiert, Arzneistoffsynthese und Galenik tragen den medizinischen Anforderungen nach ultrakurz wirksamen, nach Retard-, Depot-, Transportform/Wirkform-Präparaten und anderen Prinzipien durch Steuerung der Bioverfügbarkeit, der Verteilung, der Zeitcharakteristik der Wirkstoffe Rechnung.

Verständnis für die Zeitverläufe von Arznei- und Fremdstoffbewegung im Organismus und Kenntnisse über ihre Beeinflussung gehören heute zum Grundwissen des Arztes. Für Pharmakologie und Pharmazie bildet die Pharmakokinetik ein essentielles Element in Lehre und Forschung. Beziehungen bestehen ferner zur Allgemeinen Biologie, zur Biophysik, zur Biomathematik, zur Chemie.

Es ist sehr zu begrüßen, daß Herr Knorre im Rahmen

der WTB-Reihe des Akademie-Verlages eine ebenso knappe wie inhaltlich reiche Darstellung der theoretischen Grundlagen des Gebietes der Pharmakokinetik vorlegt, sie mit Anwendungsalgorithmen praktisch handhabbar macht und mit Beispielen veranschaulicht. Theorie und Praxis werden hier in ihrer Wechselwirkung und Einheit in gelungener Weise dargestellt.

Werner SCHELER

Vorwort

Es ist das Anliegen des Autors, mit diesem Taschenbuch zur Verbreitung des Gedankengutes der Pharmakokinetik beizutragen. Sowohl der Arzt, der einem Patienten
ein Medikament verschreibt, als auch der Patient, der es
einnimmt, sollten Grundvorstellungen über den zeitlichen
Ablauf von Aufnahme, Verteilung und Ausscheidung von
Medikamenten durch den menschlichen Körper haben.
Deshalb wendet sich dieses Taschenbuch vor allem an
Ärzte, Apotheker, Studierende der Medizin und Pharmazie, aber auch an alle anderen naturwissenschaftlich inter-
essierten Leser.

Die Pharmakokinetik ist von Anbeginn eine stark
mathematisch-theoretisch durchdrungene Disziplin der
Pharmakologie, in der das Denken in dynamischen Modellen eine wesentliche Rolle spielt. Um das Eindringen in
diese Denkweise zu erleichtern, werden im Hauptkapitel
dieses Büchleins pharmakokinetische Modelle schrittweise,
mit dem allereinfachsten beginnend, entwickelt und mit
praktischen Beispielen illustriert. Dabei ist dieses Büch-
lein so konzipiert, daß keine speziellen mathematischen
Vorkenntnisse erforderlich sind. Die notwendigen Hilfsmittel werden in den einführenden Kapiteln so dargestellt,
daß der Leser nach dem Durcharbeiten der mathematisch-
biophysikalischen Grundlagen in der Lage sein sollte,
pharmakokinetische Probleme mathematisch selber zu
formulieren. Ein weiteres Kapitel beschäftigt sich ausführlich mit der praktischen Anwendung pharmakokinetischer Verfahren. Es wird gezeigt, wie man pharmakokinetisches Datenmaterial stufenweise, beginnend mit
Bleistift und Papier über Taschenrechner bis hin zum

Einsatz von Großrechnern, auswerten kann. Die Daten für dieses Beispiel wurden mir von Dr. C. REINICKE (Medizinische Klinik der Friedrich-Schiller-Universität Jena) zur Verfügung gestellt. Bei ihm möchte ich mich für die Zusammenarbeit bei der Auswertung bedanken.

Das letzte Kapitel des Taschenbuches will in exemplarischer Weise auf die vielfältigen Einflüsse und Faktoren hinweisen, die bei den realen pharmakokinetischen Prozessen im menschlichen Organismus eine Rolle spielen können.

Für die Anregung zum Schreiben dieses Taschenbuches, für viele wertvolle Hinweise und kritische Diskussionen bin ich Herrn Prof. Werner SCHELER zu großem Dank verpflichtet.

Jena, August 1979   Wolfgang A. KNORRE

Inhaltsverzeichnis

1. Einführung

Ziele, Aufgaben und Grenzen der Pharmakokinetik. Ziel der Pharmakokinetik ist es, die Absorptions-, Verteilungs-, Metabolisierungs- und Eliminationsprozesse von Arzneimitteln quantitativ zu erfassen, ihre Zeitabhängigkeit mathematisch zu beschreiben und die pharmakokinetischen Parameter zu ermitteln. Die fundamentale Bedeutung der Pharmakokinetik für die praktische Pharmakotherapie gründet sich auf die Erkenntnis der experimentellen Pharmakologie, wonach die Wirkung eines Pharmakons von dessen Konzentration am Wirkort abhängt. Die *Pharmakokinetik* als die *Wissenschaft von den Konzentrationsverläufen von Pharmaka im Organismus* schafft somit die Dosierungs- und Applikationsvoraussetzungen für die Pharmakodynamik, die Art und Ausmaß der Pharmakonwirkung auf den Organismus untersucht.

Die Pharmakonkonzentration am Wirkort hängt von den beteiligten pharmakokinetischen Prozessen, den pharmakokinetischen Parametern der betreffenden Substanz und von der Art der gewählten Dosierung ab. Daraus resultiert die praktische Fragestellung des Arztes an die Pharmakokinetik: „Wie ist die Dosierung eines Pharmakons auf Grund seiner pharmakokinetischen Eigenschaften zu wählen, um den therapeutisch gewünschten Konzentrationsverlauf am Wirkort zu erzielen?" Dabei interessieren insbesonders die Zusammenhänge zwischen der Art der Applikation und dem Dosierungsschema einerseits und der Arzneimittelkumulation im Organismus andererseits. Weil die Pharmakokinetik dazu einen wesentlichen Beitrag leisten kann, ist der Gesetzgeber in vielen Ländern dazu übergegangen, die Ermittlung der pharmakokineti-

schen Parameter für die Zulassung eines neuen Arzneimittels zu fordern.

Da die Sprache der Mathematik eine präzise Darstellung
und Behandlung des gestellten Problems möglich macht,
ist die Pharmakokinetik ein stark mathematisch-theoretisch durchdrungenes Teilgebiet der allgemeinen Pharmakologie. Die Pharmakokinetik bevorzugt das Denken in
mathematischen Modellen. Da pharmakokinetische Parameter nicht nur vom Pharmakon, sondern auch vom
biologischen System selbst determiniert werden, somit
Speziesabhängigkeiten die Regel sind, ist die Pharmakokinetik auch ein wichtiges Element der klinischen Pharmakologie. In den zugänglichen Teilen des Organismus, wie
Blut, Gewebe, Exkrete, werden die Mengen eines applizierten Pharmakons und seiner Metaboliten in Abhängigkeit von der Applikationsart, der Dosishöhe und der Zeit
gemessen. Mit Hilfe kinetischer Modelle versucht man,
die Meßwerte durch Modellkurven zu approximieren, und
so die pharmakokinetischen Parameter zu ermitteln, die
es gestatten, den Konzentrationsverlauf in solchen Kompartimenten vorherzusagen, die einer direkten Messung
nicht zugänglich sind.

Pharmakokinetische Modelle werden auch genutzt, um
optimale individuelle Dosierungen vorzunehmen, oder die
biologische Wertigkeit verschiedener galenischer Zuberei-
tungsformen zu vergleichen. Pharmakokinetische Modelle
bilden sowohl die Grundlage für die Stoffwechselunter-
suchung körperfremder und körpereigener Substanzen,
als auch für Funktionstests von gesunden und kranken
Organen. Größenänderungen pharmakokinetischer Parameter bei einem Individuum können als diagnostisches
Werkzeug dienen, mit denen sich das Vorhandensein von
Stoffwechselerkrankungen, der Ausfall von physiologischen Funktionen, oder genetische Abnormitäten ein-
grenzen lassen. Die Korrelation von pharmakokinetischen
Parametern mit strukturellen Änderungen am Pharma-
konmolekül kann die Entwicklung von Phamaka beeinflussen. Pharmakokinetische Modelle stellen im Erkennt-

nisprozeß eine höhere Stufe dar als Meßwerttabellen oder die verbale Beschreibung kinetischer Verläufe.

Auf Grund der weitreichenden Linearität pharmakokinetischer Prozesse kam man in der Vergangenheit trotz der Komplexität des biologischen Geschehens zu einfachen Modellen und übersichtlichen Gesetzmäßigkeiten. Die lineare Theorie pharmakokinetischer Modelle kann heute als abgeschlossen betrachtet werden. Sie hat sich als erste Näherung an die tatsächlichen Vorgänge im

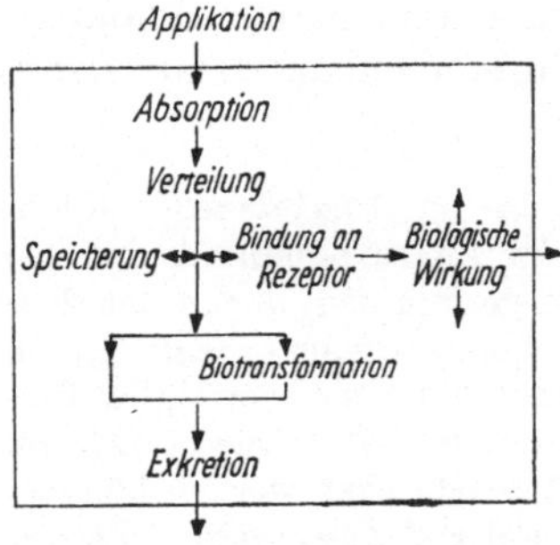

Abb. 1. Ereignisfolge bei der Gabe eines Pharmakons (nach SCHELER)

Organismus durchaus bewährt, reicht aber für eine detaillierte Analyse nicht mehr aus. Dies gilt vor allem für das häufig angewendete Ein-Kompartment-Modell.

Das Schema auf der Abb. 1 zeigt die grundsätzlichen Vorgänge, die die aktuelle Konzentration eines Wirkstoffes in der Biophase bestimmen, in ihrem gegenseitigen Wechselspiel. Da der zeitliche Verlauf der Biophase-Konzentration meist nicht ermittelt werden kann, wird im Ein-Kompartment-Modell nur die Blut- bzw. korrekter Plasmawasserkonzentration als Meßgröße herangezogen. Die Blutkonzentration wird dann als repräsentativ bzw. proportional der am Rezeptor wirkenden Konzentration angesehen. Die Abb. 1 gibt eine Vorstellung davon, welche Vorgänge zu einer Erhöhung bzw. zu einer Erniedrigung der Plasmawasserkonzentration führen können. Neben der meist linearen Absorptions- und Eliminationskinetik wird der nichtlinearen Metabolisierungs- und Bindungskinetik eine immer stärkere Beachtung geschenkt. Es ist kein Problem, ein noch weiter verfeinertes Schema in ein Multikompartment-Modell und in das entsprechende mathematische Modell zu übersetzen, sowie partikuläre Lösungen mit Hilfe von Computern zu erhalten. Ob jedoch die dabei gewonnenen Lösungen echte pharmakokinetische Relevanz besitzen, ist die entscheidende Frage. Die kinetische Systemanalyse ist zwar ein wertvolles heuristisches Hilfsmittel in der experimentellen Pharmakologie, sie kann aber funktionelle Zusammenhänge nur nahelegen, nicht beweisen.

Rückblick auf die Entwicklung der Pharmakokinetik. Rückblickend kann man den Anfang der Pharmakokinetik mit den Untersuchungen von E. WIDMARK verknüpfen, der in den 20er Jahren am Beispiel des Äthylalkohols erstmals gezeigt hat, in welcher Weise die Konzentrationsverläufe nach erfolgter Einverleibung anhand eines Konzentrations-Zeit-Diagramms im Blut graphisch und mathematisch beschrieben werden können. 1937 begründete T. TEORELL die moderne *Kompartment-Theorie* mit seinen zwei berühmt gewordenen Arbeiten in „Archives Internationales de Pharmacodynamie et de Therapie". Darin behandelt er auf der Basis des FICKschen Diffusionsgesetzes den Weg eines Pharmakons in fünf Kompartimenten: Resorptionsdepot, Blutkreislauf, Eliminationsorgane, Gewebe und Gewebebindung. Er formulierte ein entsprechendes mathematisches Modell von vier gekoppelten Differentialgleichungen und zeigte den typischen Lösungsverlauf sowie den Einfluß von Parametern, z. B. der Resorptivität des Pharmakons auf den Verlauf von Blut- und Gewebespiegel.

Der engen Zusammenarbeit zwischen dem Mediziner H. DRUCKREY und dem Physiker K. KÜPFMÜLLER (einem der Pioniere der Regelungstechnik und der dynamischen Systemtheorie) verdanken wir die 1949 erschienene grundlegende Monographie *„Dosis und Wirkung, Beiträge zur theoretischen Pharmakologie".* Darin wurden die Grundlagen der Theorie des Konzentrationsverlaufes von Pharmaka im Körper geschaffen und die Beziehungen zwischen Konzentration und Wirkung aufbauend auf den von A. J. CLARK (1937) formulierten statischen Gesetz-

mäßigkeiten mit den Vorstellungen der dynamischen Systemtheorie verbunden. DRUCKREY und KÜPFMÜLLER „haben den
Versuch gemacht, möglichst alle wichtigen Einzelvorgänge der
Resorption, Verteilung, Entgiftung und Ausscheidung nach dem
heutigen Stande unserer Kenntnis mathematisch scharf zu formulieren und aus den gefundenen Ansätzen den Gesamtablauf
der Giftkonzentrationen im Körper zu errechnen. Durch die
damit gewonnene Präzisierung der Vorstellungen wird es zugleich
möglich, die Bedeutung der verschiedenen Einflußgrößen für die
Konzentrationsabläufe quantitativ zu erkennen, wie z. B. der
Füllung des Magen-Darm-Kanals, der Permeabilität der Grenz-
schichten, der Durchblutung, der Nierenfunktion, der Entgiftung
usw. Klare Vorstellungen hierüber sind nicht nur für den theoretischen Pharmakologen eine unerläßliche Grundlage, sondern
wohl auch für jeden therapeutisch tätigen Arzt, der sich nicht
mit der groben Empirie begnügen will.“

Den nächsten Meilenstein stellt die Monographie „*Der Blutspiegel, Kinetik der Konzentrationsabläufe in der Kreislaufflüssig-
keit*“ 1953 von F. H. DOST dar. Von ihm stammen Erkenntnisse
über wesentliche pharmakokinetische Zusammenhänge („DOST-
sches Prinzip“) und die Prägung des Begriffes Pharmakokinetik.
Insofern wird DOST als Begründer der Pharmakokinetik angesehen. Auf Seite 244 ist zu lesen: „Nur die lineare Elimination
des Alkohols beim Menschen werden wir auch hier wiederum
einer gesonderten Darstellung unterziehen, da ihr eine große
praktische Bedeutung zukommt, obwohl diese Eliminationsform
bisher den einzigen Ausnahmefall in der gesamten Pharmakokinetik darstellt.“

Von da an begann in den letzten 25 Jahren eine rasche und
vielseitige Entwicklung der Pharmakokinetik. Sie wurde vor
allem durch drei methodische Fortschritte gefördert: die Anwendung radioaktiv markierter Substanzen (in jüngerer Zeit
auch des RIA, radio immuno assay) zum Nachweis geringster
Substanzmengen, die Einführung der Mikrolitertechnik der klinischen Chemie, die die Untersuchung von Zeitreihen mit gering-
sten Blutmengen ohne Störung des Untersuchungsobjektes er-
möglichte und schließlich die Entwicklung der modernen Rechentechnik, insbesondere der Analog- und Digitalcomputer, die eine
anschauliche Untersuchung und schnelle automatische Parameterschätzung von pharmakokinetischen Modellen ermöglichen. Von denen, die die weitere Entwicklung noch wesentlich
beeinflußt haben, seien noch erwähnt, E. GARRETT (1960) hin-

sichtlich der Anwendung von Analogcomputern zur Untersuchung pharmakokinetischer Modelle, E. KRÜGER-THIEMER
bezüglich Dosierungsberechnungen (1960) und Anwendung von
Digitalcomputern (1964) zur Ermittlung pharmakokinetischer
Parameter und G. LEVY im Zusammenhang mit der nichtlinearen Eliminationskinetik von Salizylsäure. Schließlich sei noch
auf die Monographie von J. G. WAGNER *„Fundamentals of
clinical pharmacokinetics"* (1975) verwiesen, die die neuere
Entwicklung einschließlich der nichtlinearen Pharmakokinetik
zusammenfaßt.

2. Mathematisch-biophysikalische Grundlagen der Pharmakokinetik

2.1. *Mathematische Beschreibung des zeitlichen Ablaufs biologischer Vorgänge*

2.1.1. *Zeitgesetze nullter, erster und zweiter Ordnung*

Ein Ziel der Pharmakokinetik ist die Erfassung des zeitlichen Verlaufs der Konzentrationen $c(t)$ von Pharmaka
(Fremdstoffen, körpereigenen Substanzen) in den Körperflüssigkeiten, z. B. im Blut. Die Konzentrationen von
Substanzen im Organismus sind durch Transportprozesse
und chemische Umwandlungen (Biotransformationen)
ständigen Veränderungen unterworfen. Ein quantitatives
Maß für die Geschwindigkeit, mit der die Veränderungen
ablaufen, ist der *Differentialquotient der Konzentration
nach der Zeit* dc/dt. Absorptions-, Verteilungs-, Biotrans-
formations- und Ausscheidungsprozesse führen entweder
zu einer Erhöhung oder zu einer Erniedrigung der Konzentration des Pharmakons im Blut. Allgemein gilt daher
für die zeitliche Änderung des Blutspiegels:

Geschwindigkeit der Konzentrationsänderung		Geschwindigkeit der Konzentrationszunahme		Geschwindigkeit der Konzentrationsabnahme
$\dfrac{dc}{dt}$	$=$	$\left.\dfrac{dc}{dt}\right|_{+}$	$-$	$\left.\dfrac{dc}{dt}\right|_{-}$

Die Lösung, den zeitlichen Verlauf $c(t)$, erhält man durch Integration dieser Gleichung.

Trotz der Verschiedenartigkeit der Prozesse, die eine Zu- oder Abnahme bewirken, gelingt eine quantitative Beschreibung des Konzentrationsverlaufes von Pharmaka in den Körperflüssigkeiten mit Hilfe weniger einfacher Zeitgesetze. Diese *Zeitgesetze stellen eine Beziehung her zwischen der Geschwindigkeit, mit der sich eine Größe ändert, und dem jeweiligen Wert der Größe selbst.* Die im folgenden dargestellten Zeitgesetze 0., 1. und 2. Ordnung basieren auf der chemischen Reaktionskinetik, sie können aber in direkter oder übertragener Weise auf viele zeitabhängige biologische Vorgänge angewendet werden.

Reaktionsgeschwindigkeit und Reaktionsordnung. Als Reaktionsgeschwindigkeit bezeichnet man die zeitliche Änderung der Konzentration der Reaktionspartner. Die Flußgleichung für eine einfache chemische Reaktion $A \rightarrow B$ sagt aus, daß 1 Mol der Substanz A (mit der Konzentration a) in 1 Mol der Substanz B (der Konzentration b) umgewandelt wird. Im Zeitintervall Δt nimmt A um Δa ab und B um Δb zu. Durch gedankliche Verkleinerung der Zeitintervalle Δt erhält man aus dem Differenzenquotienten den *Differentialquotienten als Maß der Reaktionsgeschwindigkeit:*

$$-\frac{\Delta a}{\Delta t} = \frac{\Delta b}{\Delta t}, \ \Delta t \rightarrow 0, \ -\frac{da}{dt} = \frac{db}{dt} = -\dot{a} = \dot{b}.$$

Die Reaktionsgeschwindigkeit hängt bei konstanten physikochemischen Bedingungen (Druck, Temperatur usw.) nur von der Konzentration der Ausgangssubstanz A ab. Die Art der Abhängigkeit wird durch die Reaktionsordnung ausgedrückt. Für die Anwendung in der Pharmakokinetik sind die drei einfachsten Fälle wichtig:

$$-\frac{da}{dt} = ka^0 = k, \qquad \text{\textit{Reaktion 0. Ordnung,}} \quad (2.1\,\text{a})$$

$$-\frac{da}{dt} = ka^1 = ka, \qquad \text{\textit{Reaktion 1. Ordnung,}} \quad (2.1\,\text{b})$$

$$-\frac{\mathrm{d}a}{\mathrm{d}t} = ka^2 \qquad \textit{Reaktion 2. Ordnung}. \qquad (2.1\,\mathrm{c})$$

Dimension der Geschwindigkeitskonstanten. Die in den kinetischen Gleichungen stehenden *Größen sind* im allgemeinen dimensionsbehaftet, d. h., sie bestehen aus einem *Produkt von Zahlenwert und Einheit.* Konzentrationen werden häufig in $mol \cdot l^{-1}$ oder in $g \cdot l^{-1}$ ausgedrückt. Daher hat die Reaktionsgeschwindigkeit die Dimension $mol \cdot l^{-1} \cdot s^{-1}$ oder $g \cdot l^{-1} \cdot s^{-1}$. Somit ergibt sich für die Geschwindigkeitskonstante 1. Ordnung die Dimension einer reziproken Zeit t^{-1}, für die Geschwindigkeitskonstante 2. Ordnung die Dimension $c^{-1} \cdot t^{-1}$ und für die 0. Ordnung entsprechend $c \cdot t^{-1}$, wie man sich durch Einsetzen der Einheiten in die jeweiligen Zeitgesetze leicht überzeugen kann.

Die *Dimensionsanalyse* stellt ein wichtiges Hilfsmittel zur Überprüfung der Korrektheit der abgeleiteten Gleichungen dar. Auf der rechten und linken Seite einer Gleichung (oder Ungleichung) müssen dieselben Dimensionen ebenso wie in den einzelnen Gliedern einer Summe stehen. Größen mit unterschiedlichen Dimensionen können zwar multipliziert oder dividiert, aber niemals addiert oder subtrahiert werden. Exponenten, z. B. einer e-Funktion, müssen immer dimensionslos sein, d. h., die Dimension der Größen im Exponenten müssen sich gegenseitig aufheben. Man kann daher auch nicht den Logarithmus einer dimensionsbehafteten Größe bilden, also z. B. ist die Angabe $\log 5\,g \cdot l^{-1}$ nicht sinnvoll. Gegebenenfalls sind diese Größen mittels Division durch ihren Maximalwert dimensionslos zu machen (Normierung).

Ebenso ist der Vergleich von Geschwindigkeitskonstanten verschiedener Ordnung miteinander physikalisch nicht sinnvoll: $^1k < {}^2k$ ist etwa dasselbe wie $5\,g < 37\,^\circ C$. Für den Vergleich müßte man ^2ka heranziehen, denn nur dieses Produkt hat dieselbe Dimension wie eine Geschwindigkeitskonstante 1. Ordnung $c^{-1} \cdot t^{-1} \cdot c = t^{-1}$. Da Geschwindigkeitskonstanten häufig miteinander verglichen werden, empfiehlt es sich, zur Vermeidung solcher Fehler eine Kennzeichnung der Ordnung durch hochgestellte Indizes ^0k, ^1k, ^2k dann vorzunehmen, wenn Zeitgesetze unterschiedlicher Ordnung in einem System auftreten.

Reaktionstypen und Flußgleichungen. Chemische Vorgänge in biologischen Systemen bauen sich immer aus Einzelschritten auf, die zu Netzwerken verschaltet sind.

Versucht man den zeitlichen Verlauf der Konzentrationen in biologischen Systemen zu verstehen, so gerät man in ein kaum noch zu überschauendes Netz von Komponenten und Wechselwirkungen. Es zeigt sich jedoch, daß solche Netzwerke aus sich wiederholenden Elementen aufgebaut sind. Im folgenden sind einige häufig vorkommende Reaktionstypen in Gestalt von Flußgleichungen angegeben. Von diesen Flußgleichungen wird im übertragenen Sinne in den pharmakokinetischen Modellen Gebrauch gemacht.

Reaktion 0. Ordnung: $\qquad A \xrightarrow{\;^0k\;} B,$

Reaktion 1. Ordnung: $\qquad A \xrightarrow{\;^1k\;} B,$

Reaktion 2. Ordnung: $\qquad A + A \xrightarrow{\;^2k\;} B,$

allgemeiner Fall einer
Reaktion 2. Ordnung: $\qquad A + B \xrightarrow{\;^2k\;} C.$

Umkehrbare Reaktionen: $\; A \rightleftharpoons B, \; A + B \rightleftharpoons C,$

$$A + B \rightleftharpoons C + D.$$

Parallelreaktionen: $\qquad A \begin{smallmatrix} \nearrow B \\ \searrow C \end{smallmatrix}, \; \begin{smallmatrix} A \searrow \\ B \nearrow \end{smallmatrix} C.$

Folgereaktionen: $\qquad A \to B \to C \to D,$

$$A \to B \rightleftharpoons C \to D.$$

Mit diesen Flußgleichungen können durch Kombination beliebige Netzwerke aufgebaut werden, wobei jeweils noch über die Ordnung der Einzelschritte eine Festlegung getroffen werden muß. Ein wichtiges Beispiel, das später als *pharmakokinetisches Grundmodell* behandelt wird, sei am Schluß angeführt.

$$A \xrightarrow{\;^1k_1\;} B \underset{^1k_3}{\overset{^1k_2}{\rightleftharpoons}} C.$$
$$^1k_4 \downarrow$$
$$D$$

Aufstellen der Differentialgleichungen. Am obigen Beispiel läßt sich zeigen, daß man mit Hilfe der Zeitgesetze und wenigen leicht einzusehenden Regeln die Differentialgleichungen für beliebige Reaktionsnetze bzw. pharmakokinetische Modelle aufstellen kann.

1. Schritt: Für jede im Flußschema vorkommende Variable (Menge oder Konzentration) muß eine Differentialgleichung angesetzt werden. Man schreibt zunächst nur die linken Seiten, d. h., die Reaktionsgeschwindigkeiten.

$$\frac{da}{dt} = \dots, \qquad\qquad \frac{dc}{dt} = \dots,$$

$$\frac{db}{dt} = \dots, \qquad\qquad \frac{dd}{dt} = \dots$$

2. Schritt: Die Gleichung jeder Variablen erhält auf der rechten Seite so viele Glieder, wie Zuflüsse und Abflüsse im Schema vorhanden sind. Dabei ergeben hinführende Pfeile Glieder mit positivem und von der Variablen wegführende Pfeile Glieder mit negativem Vorzeichen. Es müssen alle im Flußschema vorhandenen Pfeile berücksichtigt werden.

3. Schritt: Die konkrete Gestalt der einzelnen Glieder wird durch das im Flußschema zu vereinbarende Zeitgesetz des jeweiligen Prozesses bestimmt. Wegen seiner weitreichenden Gültigkeit und der Einfachheit wird zunächst nur das Zeitgesetz 1. Ordnung betrachtet. Damit können nun die rechten Seiten hingeschrieben werden. Man erhält ein System von vier gekoppelten linearen, gewöhnlichen Differentialgleichungen für das angegebene Flußschema.

$$\frac{da}{dt} = -{}^{1}k_{1}a, \tag{2.2a}$$

$$\frac{db}{dt} = +{}^{1}k_{1}a - {}^{1}k_{2}b + {}^{1}k_{3}c - {}^{1}k_{4}b, \tag{2.2b}$$

$$\frac{dc}{dt} = \qquad\quad + {}^{1}k_{2}b - {}^{1}k_{3}c, \tag{2.2c}$$

$$\frac{dd}{dt} = \qquad\qquad\qquad + {}^{1}k_{4}b. \tag{2.2d}$$

4. Schritt: Die Richtigkeit und Vollständigkeit des abgeleiteten Gleichungssystems kann geprüft werden, indem man die rechten und die linken Seiten für sich addiert. Die Summe der Differentialquotienten auf der linken Seite kann als Differentialquotient der Summe geschrieben werden.

$$\frac{\mathrm{d}}{\mathrm{d}t}\,(a + b + c + d) = 0.$$

Die Glieder auf der rechten Seite müssen sich gegenseitig aufheben, wenn kein Fehler gemacht wurde. Der Grund für das Verschwinden der rechten Seite ist die Massenbilanz. Faßt man a, b, c, d als die Menge der jeweiligen Substanzen in einem gegebenen Volumen auf, so muß, wenn nichts hinzukommt oder verlorengeht, die Klammer $(a + b + c + d)$ die konstante Gesamtmenge repräsentieren. Die Ableitung einer Konstanten ist aber bekanntlich Null. Für jeden beliebigen Zeitpunkt t gilt:

$$a(t) + b(t) + c(t) + d(t) = a(0) + b(0) + c(0) + d(0).$$

Die Gl. (2.1) werden als die differentielle Form der Zeitgesetze bezeichnet. Für praktische Anwendungen werden die Zeitgesetze häufig in integrierter Form benutzt.

Zeitgesetz 0. Ordnung. Bei Prozessen, die nach einem Zeitgesetz 0. Ordnung ablaufen, ist die *Geschwindigkeit konstant*, also unabhängig von der Konzentration der Ausgangssubstanz. Die Flußgleichung $A \xrightarrow{^0k} B$ kann die chemische Umwandlung einer Substanz A in B oder auch den Transport einer Substanz aus einem Verteilungsraum A in den Verteilungsraum B mit konstanter Geschwindigkeit bedeuten. Aus der differentiellen Form

$$-\dot{a} = \dot{b} = {}^0k$$

erhält man sofort die integrierte Form

$$a(t) = a(0) - {}^0kt.$$

$b(t)$ ergibt sich aus der Massenbilanz $a + b = a(0) + b(0)$ zu

$$b(t) = b(0) + {}^0kt.$$

Der *Konzentrationszeitverlauf ist eine Gerade*, aus der man den Anfangswert $a(0)$ als Ordinatenabschnitt und die Geschwindigkeitskonstante ^0k als Steigung der Geraden $^0k = (a_2 - a_1)/(t_2 - t_1)$ ermitteln kann (Abb. 2).

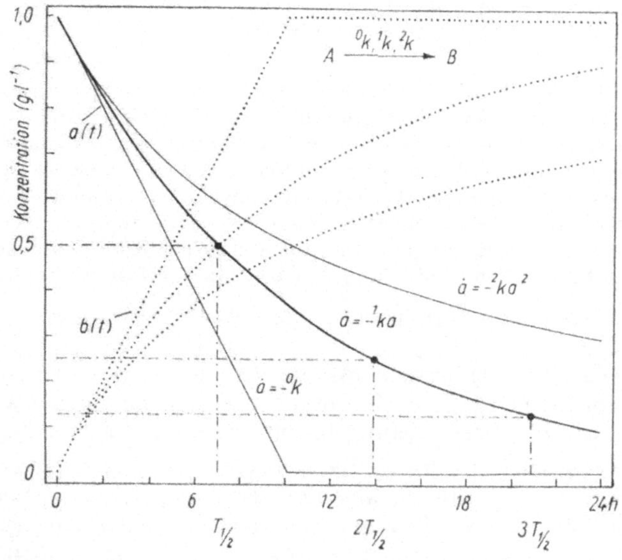

Abb. 2. Zeitlicher Verlauf $a(t)$ und $b(t)$ bei den Zeitgesetzen 0., 1. und 2. Ordnung. Die Geschwindigkeitskonstanten sind zahlenmäßig gleich, besitzen aber unterschiedliche Dimensionen: $^0k = 0{,}1\ \mathrm{g}\cdot\mathrm{l}^{-1}\cdot\mathrm{h}^{-1}$; $^1k = 0{,}1\ \mathrm{h}^{-1}$, $T_{1/2} \approx 7\ \mathrm{h}$; $^2k = 0{,}1\ \mathrm{g}^{-1}\cdot\mathrm{l}\cdot\mathrm{h}^{-1}$; $a(0) = 1\ \mathrm{g}\cdot\mathrm{l}^{-1}$.

Da es sich bei den pharmakokinetischen Anwendungen immer um Konzentrationen oder Mengen von Substanzen handelt, die nur positiv sein können, muß bei der Anwendung eines Zeitgesetzes 0. Ordnung gegebenenfalls rechentechnisch dafür gesorgt werden, daß keine negativen Werte auftreten: $^0k \neq 0$ für $a > 0$ und $^0k = 0$ für $a \leq 0$.

In der Pharmakokinetik begegnet man dem Zeitgesetz 0. Ordnung bei der *Dauerinfusion eines Pharmakons ins Blut* und auch bei Biotransformationen und anderen Eliminationsvorgängen, an denen Prozesse beteiligt sind, die einen Sättigungsbereich besitzen.

Zeitgesetz 1. Ordnung. Verbal ausgedrückt handelt es sich hier einfach um die *Proportionalität der Geschwindigkeit* eines Prozesses *zur Prozeßgröße* selbst. Die Geschwindigkeit, mit der eine Substanz aus dem Blut eliminiert wird, ist (beim Vorliegen eines Zeitgesetzes 1. Ordnung) zu jedem Zeitpunkt der Konzentration der Substanz im Blut direkt proportional.

Diese lineare Beziehung zwischen der Geschwindigkeit, mit der sich eine Größe ändert und der Größe selbst, ist das einfachste und zugleich plausibelste Naturgesetz, das man annehmen kann. Sehr viele Vorgänge in der Natur lassen sich hinreichend gut damit beschreiben. Erinnert sei an den radioaktiven Zerfall oder auch an Wachstums- und Sterbeprozesse von Populationen. Schaut man jedoch genauer hin, so machen sich in vielen Anwendungsfällen für eine korrekte Beschreibung nichtlineare „Korrekturglieder" erforderlich. In der Pharmakokinetik hat man sich in der Vergangenheit bis auf wenige Ausnahmen (Blutalkohol) mit der Beschreibung durch Zeitgesetze 1. Ordnung begnügt. Erst in jüngster Zeit schenkt man nichtlinearen Phänomenen stärkere Beachtung.

Das Zeitgesetz 1. Ordnung kann leicht integriert werden. Aus

$$-\frac{da}{dt} = ka$$

wird nach Trennung der Variablen und unter Berücksichtigung der Integrationsgrenzen

$$\int_{a(0)}^{a} \frac{da}{a} = -k \int_{0}^{t} dt.$$

Die linke Seite ist ein bekanntes Grundintegral, rechts steht eine Konstante;

$$\ln a(t) - \ln a(0) = -kt, \quad \ln\big(a(t)/a(0)\big) = -kt. \qquad (2.3)$$

Durch Entlogarithmieren ergibt sich das bekannte *Exponentialgesetz:*

$$a(t) = a(0)\, e^{-kt}. \tag{2.4}$$

Aus der Massenbilanz $a + b = a(0) + b(0)$ folgt mit $b(0) = 0$ für $b(t)$ durch Einsetzen in Gl. (2.4):

$$b(t) = a(0)\,(1 - e^{-kt}). \tag{2.5}$$

Die Abb. 2 zeigt neben dem bekannten Verlauf der e-Funktion eine wichtige Eigenschaft: nach Ablauf eines bestimmten Zeitintervalls sinkt die Konzentration jeweils um die Hälfte. Diese *Halbwertszeit* $T_{1/2}$ ergibt sich, wenn man in Gl. (2.3) für $a(t) = a(0)/2$ einsetzt:

$$T_{1/2} = \frac{\ln 2}{k} = \frac{0{,}693}{k}.$$

Eine Konzentrationsunabhängigkeit der Halbwertszeit ist nur dann gegeben, wenn ein Prozeß vorliegt, der hinreichend genau durch ein Zeitgesetz 1. Ordnung beschrieben werden kann. In anderen Fällen ist die Ermittlung oder Angabe einer Halbwertszeit nicht korrekt.

1/k wird auch als *Zeitkonstante T'* eines Prozesses bezeichnet. Sie hat ebenfalls eine anschauliche Bedeutung: es ist die Zeit, nach der ein Abfall, z. B. einer Konzentration, auf *1/e* $\approx 0{,}37$ erfolgt ist.

Aus Gl. (2.3) entnimmt man, daß es für die Exponentialfunktion eine einfache lineare Darstellung gibt, wenn man eine Ordinate mit logarithmischer Teilung verwendet (*halblogarithmische Darstellung*). Die Abb. 27 zeigt, daß man bei Verwendung des Logarithmus zur Basis 2 die Halbwertszeit direkt aus der graphischen Darstellung ablesen kann, indem man das Zeitintervall bestimmt, in welchem der Logarithmus der Größe um Eins abnimmt.

Zeitgesetz 2. Ordnung. In Gl. (2.1c) und der Abb. 2 wurde zunächst nur ein Spezialfall dargestellt. Der allgemeine Fall liegt z. B. bei einer bimolekularen Reaktion $A + B \xrightarrow{\;2k\;} C$ vor. Die Reaktionsgeschwindigkeit hängt

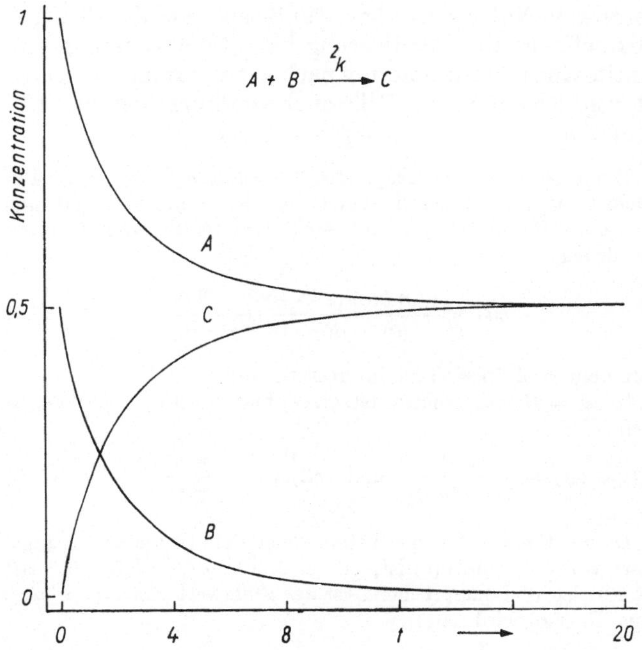

Abb. 3. Kurvenverlauf von A, B und C nach einem Zeitgesetz 2. Ordnung. $a(0) = 1$, $b(0) = 0,5$, $c(0) = 0$ und $^2k = 0,5$. Die Reaktion ist beendet, wenn einer der beiden Reaktionspartner Null geworden ist

jetzt von der Wahrscheinlichkeit ab, mit der Moleküle der Substanz A mit Molekülen der Substanz B zusammentreffen. Die mittlere Stoßwahrscheinlichkeit ist nach dem Massenwirkungsgesetz dem *Produkt der Konzentrationen ab* proportional. Deshalb lautet die differentielle Form des Zeitgesetzes 2. Ordnung allgemein:

$$\frac{\mathrm{d}c}{\mathrm{d}t} = {}^2kab = -\frac{\mathrm{d}a}{\mathrm{d}t} = -\frac{\mathrm{d}b}{\mathrm{d}t}. \tag{2.6}$$

Einen typischen Verlauf zeigt die Abb. 3. Die Reaktion verläuft nur solange, bis ein Reaktionspartner die Kon-

zentration Null erreicht hat. Ein Beispiel aus der Pharmakokinetik ist die Eliminierung bzw. Desaktivierung von
Antitoxinen aus dem Serum nach aktiver Immunisierung.
Man spricht in diesem Falle auch von hyperbolischer Elimination.

Die *Integration des Zeitgesetzes 2. Ordnung* liefert unter Berücksichtigung der stöchiometrischen Nebenbedingungen $a(t)$
$= a(0) - c(t)$ und $b(t) = b(0) - c(t)$ den relativ komplizierten
Ausdruck

$$c(t) = \frac{a(0)\, b(0)\, (1 - e^{[a(0)-b(0)]kt})}{b(0) - a(0)\, e^{[a(0)-b(0)]kt}}, \tag{2.7}$$

von dem zwei Spezialfälle interessant sind.
1. für $A = B$ entsprechend Gl. (2.1 c) bzw. für $a(0) = b(0)$ ergibt
sich

$$a(t) = b(t) = \frac{a(0)}{1 + kt\,a(0)} \quad \text{und} \quad c(t) = \frac{kt\,a(0)^2}{1 + kt\,a(0)}. \tag{2.8 a, b}$$

2. Da der Finalwert von $c(t)$ stets gleich dem kleineren Anfangswert von $a(0)$ und $b(0)$ ist, gilt z. B. für $a(0) \gg b(0)$, daß $c(t)$
$\leq b(0)$ ist und entsprechend ist der Finalwert von $a(t) \approx a(0)$.
Aus Gl. (2.6) wird dann

$$\frac{dc}{dt} = {}^2k\,a(0)\, b = -\frac{db}{dt}. \tag{2.9}$$

Gl. (2.9) ist formal identisch mit dem Zeitgesetz 1. Ordnung.
Nur anstelle von ^1k steht $^2k\,a(0)$. Damit wird aus Gl. (2.7)

$$c(t) = b(0)\, (1 - e^{-{}^2ka(0)t}). \tag{2.10}$$

. Liegt bei einer bimolekularen Reaktion ein Partner
im Überschuß vor, so erniedrigt sich die Ordnung der
Reaktion um Eins. Man spricht dann von *pseudo-1. Ordnung* oder von einer pseudo-monomolekularen Reaktion.
Ein bekanntes Beispiel sind solche bimolekularen Reaktionen, bei denen ein Reaktionspartner das Lösungsmittel
ist. Bei biochemischen Umsetzungen von Arzneimitteln
treten häufig pseudo-monomolekulare Reaktionen auf
(Ester-Spaltung durch Plasma und Gewebe, Barbiturat-

abbau u. a.), sie gehorchen formal einem Zeitgesetz 1. Ordnung. Ebenso erniedrigt sich die Reaktionsordnung um Eins, wenn während der Reaktion die Konzentration eines Reaktionspartners durch einen Zufluß konstant gehalten wird.

Es sei noch vermerkt, daß trimolekulare Reaktionen und entsprechende *Zeitgesetze 3. Ordnung* praktisch nicht vorkommen. Trimolekulare Reaktionen laufen in der Regel als zwei sequentielle Reaktionen 2. Ordnung ab. Statt $A + B + C \xrightarrow{\,^{3}k\,} D$ gilt $A + B \xrightarrow{\,^{2}k_1\,} X + C \xrightarrow{\,^{2}k_2\,} D$.

Die Reaktionsordnung ist eine rein empirische Größe, die nichts über die Molekularität oder den Mechanismus des Prozesses aussagen muß. Bei mehrfachen Folgereaktionen kann sich ein gebrochener Wert für die Ordnung ergeben.

2.1.2. *Grundprinzipien der Enzymkinetik*

Biotransformationen von Pharmaka werden enzymatisch katalysiert. Gegenüber der bisher betrachteten Kinetik 0., 1. und 2. Ordnung treten dabei Besonderheiten auf, die für das Verständnis von Eliminationsvorgängen wesentlich werden können.

MICHAELIS-MENTEN-*Mechanismus* (*Transient-State-Modell*). Den Ausgangspunkt der Enzymkinetik bildet der klassische MICHAELIS-MENTEN-Mechanismus (1913) mit der grundlegenden Hypothese, daß die Umsetzung eines *Substrates S* mit einem *Enzym E* zum *Produkt P* über einen intermediären *Enzym-Substrat-Komplex* [*ES*] verläuft. Dies wird durch folgende Flußgleichung ausgedrückt:

$$E + S \;\underset{^{1}k_2}{\overset{^{2}k_1}{\rightleftharpoons}}\; [ES] \xrightarrow{\,^{1}k_3\,} E + P.$$

Daraus erhält man nach den einfachen Regeln sofort das folgende Differentialgleichungssystem (die kleinen Buchstaben e, s [es] und p sind die jeweiligen Mengen bzw. Konzentrationen):

$$\dot{s} = -\,^{2}k_1 es + \,^{1}k_2[es], \qquad\qquad (2.11\,\text{a})$$

$$\dot{e} = -\,^{2}k_1 es + \,^{1}k_2[es] + \,^{1}k_3[es], \qquad\qquad (2.11\,\text{b})$$

$$[\dot{es}] = +{}^2k_1 es - {}^1k_2[es] - {}^1k_3[es], \qquad (2.11\,\mathrm{c})$$

$$\dot{p} = \phantom{+{}^2k_1 es - {}^1k_2[es]} +{}^1k_3[es]. \qquad (2.11\,\mathrm{d})$$

Neu gegenüber dem betrachteten Beispiel Gl. (2.2) ist die Tatsache, daß für die bimolekulare Reaktion des Substrates mit dem Enzym ein Zeitgesetz 2. Ordnung angenommen wird, welches zu dem Term ${}^2k_1\,es$ mit dem Produkt der Enzym- und Substratkonzentration führt. Deshalb ist das Differentialgleichungssystem Gl. (2.11) nichtlinear.

Weil die Bildung des Enzym-Substrat-Komplexes sehr rasch vonstatten geht, ist für den Gesamtprozeß der Schritt $[ES]$ $\xrightarrow{{}^1k_3} E + P$ geschwindigkeitsbestimmend. Um den Konzentrations-Zeit-Verlauf von S, E, $[ES]$ und P zu ermitteln, muß das

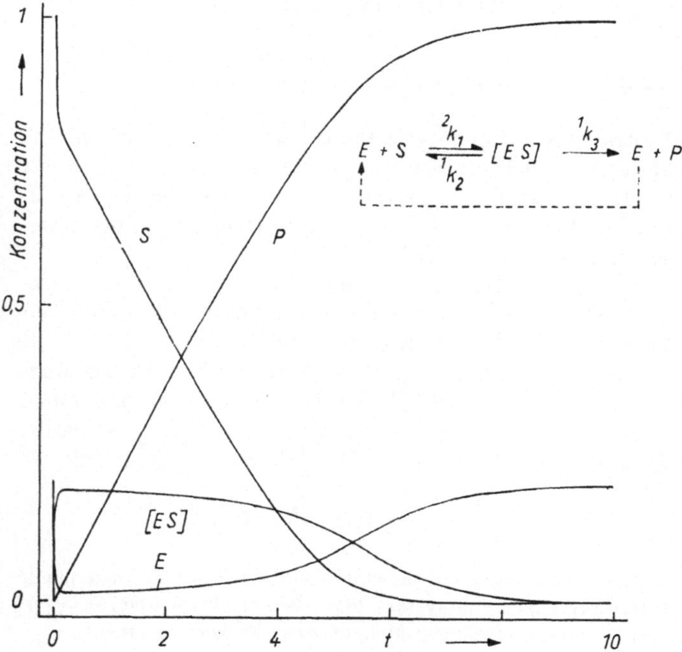

Abb. 4. Typischer Kurvenverlauf im Transient-State-Modell des MICHAELIS-MENTEN-Mechanismus. Parameter: $s(0) = 1$, $e(0) = 0,2$, ${}^2k_1 = 20$, ${}^1k_2 = 0,1$ und ${}^1k_3 = 1$

nichtlineare Differentialgleichungssystem Gl. (2.11) integriert werden. Im Unterschied zu den linearen Systemen ist dies nicht mehr in geschlossener Form möglich. Die Lösung kann nur mit Hilfe von Computern erhalten werden.

Die Abb. 4 zeigt eine Computersimulation des Transient-State-Modells. Vom Transient-State-Modell spricht man deshalb, weil hier alle Übergangszustände mit einbezogen sind. Es wird der gesamte *katalytische Zyklus* betrachtet: in einer ersten schnellen Bindungsphase wird der intermediäre Komplex $[ES]$ gebildet, die Konzentration des freien Enzyms E sinkt schlagartig fast auf Null. Die Substratkonzentration S nimmt um den Betrag des

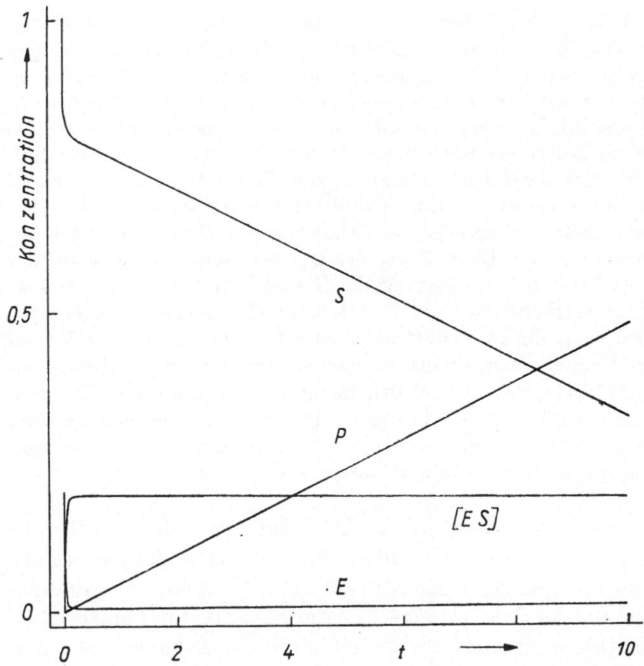

Abb. 5. Verlängerung der quasistationären Phase des Enzym-Substrat-Komplexes durch Verkleinerung von $^1k_3$ gegenüber Abb. 4, $^1k_3 = 0{,}25$

gebundenen Substrates ab. Durch den Zerfall des Enzym-Substrat-Komplexes steigt das Produkt P an. Der Anstieg ist solange nahezu linear, wie das Enzym mit dem Substrat gesättigt bleibt. Wenn die Substratkonzentration unter die Anfangskonzentration des freien Enzyms sinkt, kann es nicht mehr gesättigt werden und die Konzentration des Enzym-Substrat-Komplexes beginnt zu fallen. Die Konzentration des freien Enzyms steigt wieder an und die Produktbildung verlangsamt sich. Schließlich erreicht E wieder seinen Anfangswert, S und $[ES]$ werden Null und P nähert sich dem Anfangswert von S. Der katalytische Zyklus ist abgeschlossen und der stationäre Zustand erreicht.

Eine wichtige Eigenschaft dieses Vorganges ist die *Quasistationarität*. Auf der Abb. 4 ist zu sehen, daß nach Abklingen der schnellen Bindungsphase der Enzymsubstratkomplex in seiner Konzentration für eine gewisse Zeit konstant, quasistationär bleibt. In dieser Zeit wird das Substrat näherungsweise nach einem Zeitgesetz 0. Ordnung in das Produkt umgesetzt. Man sieht, daß die Substratabnahme und die Produktzunahme nahezu linear verlaufen. Eine Erhöhung der Substratkonzentration hätte keine entsprechende Erhöhung der Umsatzgeschwindigkeit zur Folge. Diese Phase der Quasistationarität tritt auf der Abb. 5 durch Verkleinerung der Geschwindigkeitskonstanten $^1k_3$ noch deutlicher hervor. Es erscheint eine längere ausgeprägte Phase mit linearer Substratab- und Produktzunahme, während der Enzymsubstratkomplex nach seiner Bildung praktisch konstant bleibt. Solche Verhältnisse liegen bei der linearen Elimination des Blutalkohols in der Leber vor. Eine Abweichung vom linearen Verlauf tritt erst am Schluß bei sehr kleinen Alkoholkonzentrationen in Erscheinung.

Das **Transient-State-Modell** zeigt somit den vollständigen Verlauf mit folgenden Zuständen: Anfangszustand, Bindungsphase, quasistationärer Zustand, Übergangszustand und stationärer Zustand. Von der Quasistationarität wird im folgenden Gebrauch gemacht, um den bekannten Ausdruck für die MICHAELIS-MENTEN-Kinetik abzuleiten.

MICHAELIS-MENTEN-*Mechanismus*   (*Steady-State-Modell*). Mit der Massenbilanz ist eine *Vereinfachung des Differentialgleichungssystems* Gl. (2.11) möglich.

Addition von Gl. (2.11 b) und Gl. (2.11 c) ergibt:

$$\frac{d}{dt}\,(e + [es]) = 0, \; e + [es] = \text{const.} = e(0) \qquad (2.12\,a, b)$$

$e(0)$ ist die Anfangskonzentration des Enzyms. Damit kann eine der beiden Gl. (2.11 b) oder (2.11 c) durch die algebraische Beziehung (2.11 b) ersetzt werden:

$$[\dot{es}] = {}^{2}k_{1}e(0)s - ({}^{1}k_{2} + {}^{1}k_{3} + {}^{2}k_{1}\,s)\,[es]. \qquad (2.13)$$

Für den Bereich der Quasistationarität gilt näherungsweise $[\dot{es}] = 0$. Für die quasistationäre Konzentration des Komplexes $[\widetilde{es}]$ erhält man:

$$[\widetilde{es}] = \frac{e(0)s}{K_{m} + s} \quad \text{mit} \quad K_{m} = \frac{{}^{1}k_{2} + {}^{1}k_{3}}{{}^{2}k_{1}}. \qquad (2.14)$$

Die Größe K_{m} wird mit der MICHAELIS-*Konstante* genannt. Sie stellt dimensionsmäßig eine Konzentration dar. Es ist die Substratkonzentration, bei der sich die Hälfte der Enzymmoleküle im gesättigten Zustand befindet (*Halbsättigungskonstante*). Mit Gl. (2.14) können die restlichen Gleichungen des Systems (2.11) in folgender Form aufgeschrieben werden:

$$-\dot{s} = {}^{2}k_{1}\,es - {}^{1}k_{2}[\widetilde{es}] = \dot{p} = {}^{1}k_{3}[\widetilde{es}] = \frac{{}^{1}k_{3}e(0)s}{K_{m} + s}. \qquad (2.15)$$

Das Produkt ${}^{1}k_{3}\,e(0)$ wird gewöhnlich als v_{max}, *maximale Umsatzgeschwindigkeit*, bezeichnet.

Damit ergibt sich der bekannte Ausdruck für das Steady-State-Modell:

$$-\dot{s} = \dot{p} = v = v_{max}\,\frac{s}{K_{m} + s}. \qquad (2.16)$$

Die Abb. 6 zeigt die für enzymatische Umsetzungen typische *hyperbolische Sättigungskinetik*. Die Geschwindigkeit einer enzymatischen Reaktion hängt von der Substratkonzentration in der Weise ab, daß einerseits für große Substratkonzentrationen die Geschwindigkeit konstant und gleich v_{max} ist, also einem Zeitgesetz 0. Ordnung ge-

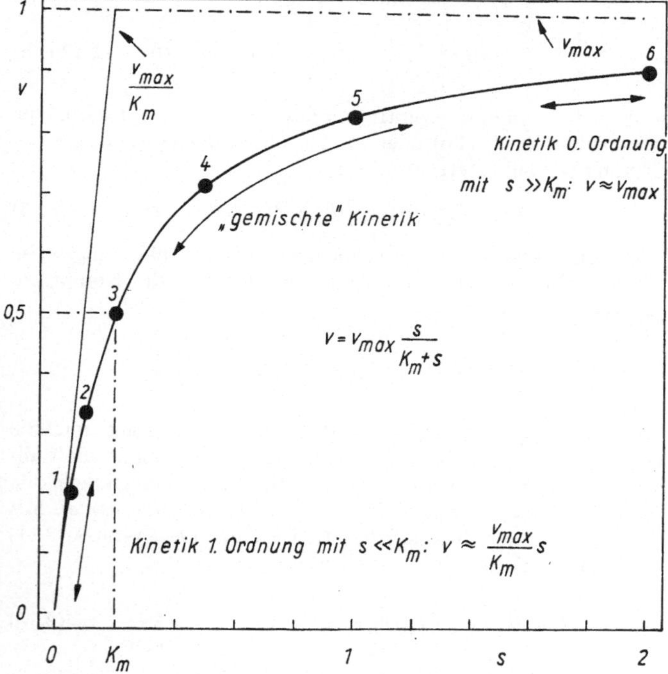

Abb. 6. MICHAELIS-MENTEN-Kinetik — Steady-State-Modell: Abhängigkeit der Anfangsgeschwindigkeit v von der Substratkonzentration s. Es können drei Bereiche unterschieden werden: 1. für $s \ll K_m$ gilt praktisch ein Zeitgesetz 1. Ordnung mit $^1k \approx v_{max}/K_m$; 2. für $s \gg K_m$ gilt praktisch ein Zeitgesetz 0. Ordnung mit $^0k \approx v_{max}$; 3. im Übergangsbereich ergibt sich keine ganzzahlige Ordnung — „gemischte" Kinetik

horcht. Andererseits ist die Geschwindigkeit für kleine Substratkonzentrationen proportional zu s (die Kurve kann durch die Tangente im Nullpunkt angenähert werden). Somit liegt ein Zeitgesetz 1. Ordnung vor. Würde man die Ordnung der Reaktion in dem Zwischenbereich ermitteln, so ergäbe sich ein gebrochener Wert. Große und kleine Substratkonzentrationen sind hier keine willkürlichen Festlegungen, sondern auf K_m zu beziehen. Dies ist anhand der Gl. (2.16) leicht zu zeigen:

1. aus $s \gg K_m$ folgt

$$v = v_{\max} \frac{s}{s} = v_{\max}, \qquad (2.16\,\text{a})$$

2. aus $s \ll K_m$ folgt

$$v = v_{\max} \frac{s}{K_m} = \frac{v_{\max}}{K_m} s = {}^1ks. \qquad (2.16\,\text{b})$$

In diesem Falle entspricht der Quotient $v_{\max}/K_m$ einer Geschwindigkeitskonstanten 1. Ordnung. Für einige Substanzen, z. B. Äthanol und Salizylate, die dem Organismus in hohen Dosierungen zugeführt werden, resultiert ein Blutspiegel, der weit über K_m liegt. Daher erfolgt die Elimination dieser Substanzen praktisch nach Gl. (2.16a). Für die meisten Arzneimittel liegen aber die Blutspiegelwerte bei der üblichen Dosierung so niedrig, daß $s \ll K_m$ gilt und daher Gl. (2.16b) angewendet werden kann.

Die hyperbolische Sättigungskinetik stellt auch die Grundlage für die *Dosis-Wirkungsbeziehung* dar, da die Bindung eines Pharmakon-Moleküls an Rezeptoren ähnlichen Gesetzmäßigkeiten gehorcht, wie die Substrat-Enzymbindung. Diese bereits auf P. EHRLICH zurückgehende Vorstellung ermöglicht die Anwendung der reaktionskinetischen Ansätze in der Pharmakologie. A. J. CLARK erkannte 1937, daß die relative Rezeptorenbesetzung, die Sättigung, für die Wirkung verantwortlich ist. DRUCKREY und KÜPFMÜLLER wiesen 1949 darauf hin, daß die hyperbolische Sättigungskurve (vgl. Abb. 6) für eine Rezeptorenbesetzung bis etwa 25% einen linearen Verlauf hat und daher in diesem Bereich eine lineare Beziehung zwischen Dosis und Wirkung erwartet werden kann. Dagegen ergibt sich im Bereich zwischen 20% und 80% Sättigung eine lineare Beziehung zum Logarithmus der Konzentration des Substrates bzw. des Pharmakons. Daraus resultiert die bekannte Tatsache, daß für viele Pharmaka eine *logarithmisch-lineare Beziehung zwischen Dosis und Wirkung besteht.* Die einfach lineare und logarithmisch-lineare Dosis-Wirkungsbeziehung ist daher nach DRUCKREY und KÜPFMÜLLER nicht der Ausdruck grundsätzlich verschiedener Wirkungsmechanismen, sondern sie gehorchen derselben Gesetzmäßigkeit. Den logarithmisch-linearen Zusammenhang zeigt die Abb. 7.

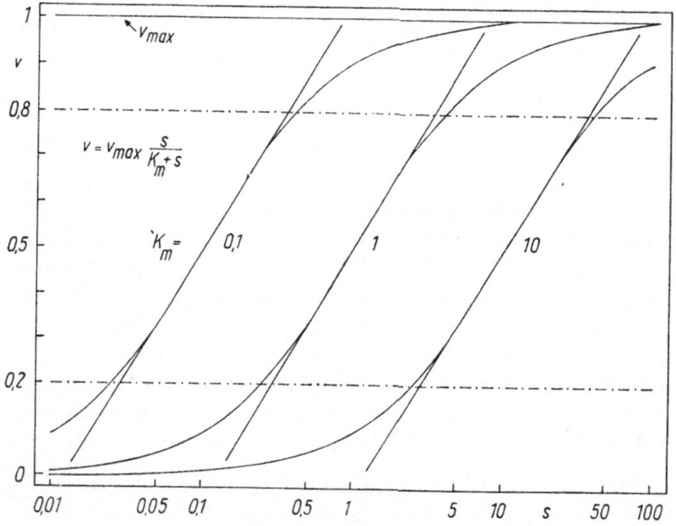

Abb. 7. Hyperbolische Sättigungskinetik mit logarithmischem Maßstab für *s*. Unabhängig von K_m existiert im Bereich zwischen 20 und 80% Sättigung eine logarithmisch-lineare Beziehung zwischen Pharmakonkonzentration (Dosis) und Rezeptorenbesetzung (Wirkung)

Sollen die enzymkinetischen Parameter v_{max} und K_m aus Meßdaten bestimmt werden, so bedient man sich häufig der sogenannten LINEWEAVER-BURK-*Darstellung*, indem man die Reziprokwerte $1/v$ gegen $1/s$ aufträgt (Doppelt-Reziproke-Darstellung). Aus Gl. (2.16) ergibt sich durch Inversion unmittelbar der Ausdruck:

$$\frac{1}{v} = \frac{1}{v_{max}} + \frac{K_m}{v_{max}} \frac{1}{s}. \tag{2.17}$$

Dies ist eine Geradengleichung vom Typ $y = ax + b$. Das heißt $a = K_m/v_{max}$ ist der Anstieg der Geraden und $b = 1/v_{max}$ der Ordinatenabschnitt. K_m ergibt sich für $y = 0$ als Schnittpunkt der Geraden mit der negativen $1/s$-Achse (Abb. 8). Die Geraden können durch lineare Regression z. B., mit Hilfe eines programmierbaren Taschen- oder Tischrechners, bestimmt werden.

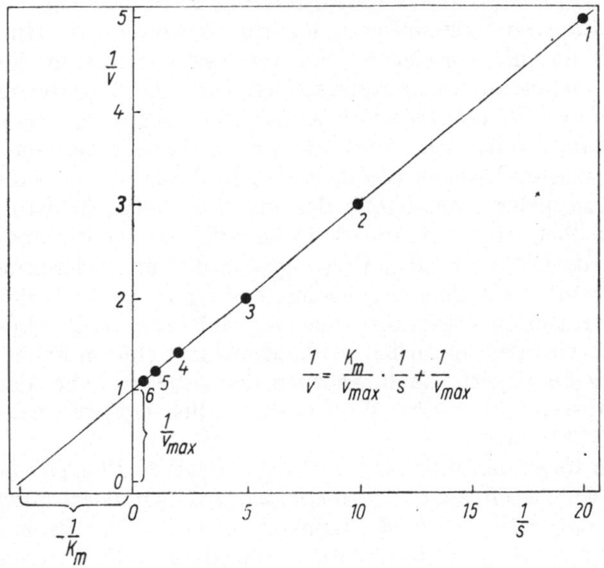

Abb. 8. LINEWEAVER-BURK-Darstellung von $1/v$ gegen $1/s$ zur graphischen Bestimmung von v_{max} und K_m aus experimentellen Daten. Die eingezeichneten Punkte entsprechen denen der Abb. 6.

2.1.3. *Fließgleichgewichte in biologischen Systemen*

Der quasistationäre Zustand des Enzym-Substrat-Komplexes ist durch ein Fließgleichgewicht von Substratzufluß und Produktabfluß gekennzeichnet. Mathematisch ist ein Fließgleichgewicht (steady-state) einer Größe durch das Verschwinden ihrer zeitlichen Ableitung gegeben,

3*

wenn Zu- und Abflüsse sich kompensieren. In jedem Falle ist die *Existenz von Fließgleichgewichten an offene Systeme gebunden*. Organismen mit ihrem ständigen Stoff- und Energieaustausch mit der Umwelt sind thermodynamisch offene Systeme, die sich im Fließgleichgewicht befinden können. Das klassische Konzept des Fließgleichgewichts, das von BERTALANFFY (1953) stammt, ist im Rahmen der nichtlinearen Systemtheorie modifiziert worden. Im Hinblick auf die vorwiegend linearen Systeme, die in der Pharmakokinetik eine Rolle spielen, kann der *Organismus* als *ein im Fließgleichgewicht befindliches System* angesehen werden, das danach strebt, nach einer Störung den Ausgangszustand wieder anzunehmen. In diesem Sinne wird nahezu jeder Fremdstoff, der ins Blut gebracht wird, schließlich wieder eliminiert. Dabei faßt man die Elimination als die Summe aller Vorgänge auf, die zur Entfernung des Stoffes aus dem Organismus beitragen. Im Falle der Dauerinfusion einer körpereigenen Substanz, z. B. Glukose, wird dem natürlichen Fließgleichgewicht ein künstliches überlagert. Nach Abbruch der Infusion kehrt der Glukosespiegel zu dem Wert des natürlichen Fließgleichgewichtes zurück.

Im folgenden sollen die wichtigen Begriffe *Fließgleichgewicht (steady-state)*, *Übergangszustand (transient-state)* und *stationärer Zustand (stationary-state)* in ihrer Bedeutung für die Kinetik von Pharmaka dargestellt werden. Für die Flußgleichung

$$A \xrightarrow{\ ^1k_1\ } B \xrightarrow{\ ^1k_2\ } C$$

lautet das Differentialgleichungssystem:

$$\dot{a} = -k_1 a, \tag{2.18a}$$

$$\dot{b} = +k_1 a - k_2 b, \tag{2.18b}$$

$$\dot{c} = \qquad + k_2 b. \tag{2.18c}$$

Diese Flußgleichung bzw. Gl. (2.18) beschreibt z. B. den Einstrom (*Invasion*) einer Substanz in das Blut und den

Ausstrom (*Evasion*) nach einem *Zeitgesetz 1. Ordnung*. Die interessierende Wirkstoffmenge im Blut (bzw. Konzentration) wird solange zunehmen, wie der Einstrom größer ist

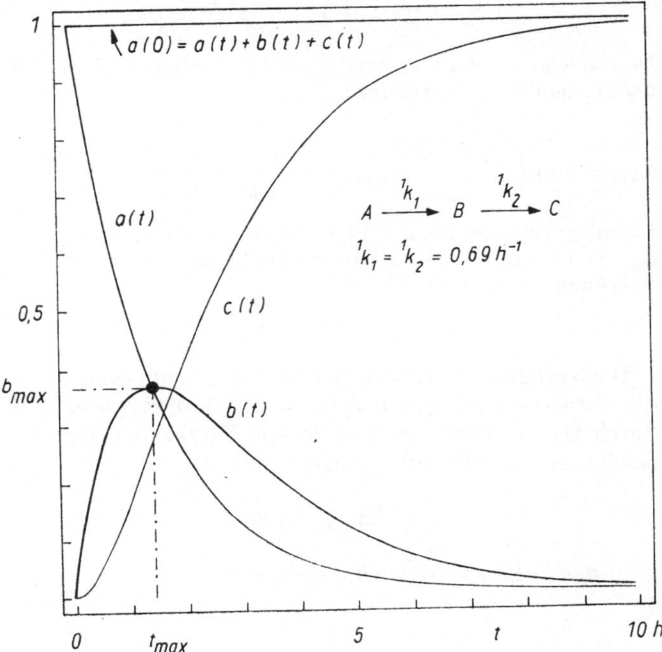

Abb. 9. Computersimulation des zeitlichen Verlaufs einer Folgereaktion von A über B nach C. Beide Geschwindigkeitskonstanten sind gleichgroß. $^1k_1 = {}^1k_2 = 0{,}693$ h⁻¹ ($T_{1/2}' = 1$ h), Gl. (2.19) läßt sich zur Berechnung von t_{max} und b_{max} anwenden, wenn man z. B. $^1k_1 = 0{,}6931$ und $^1k_2 = 0{,}6930$ (Differenz!) einsetzt. Man erhält $t_{max} = 1{,}44$ und $b_{max} = 0{,}367$

als der Ausstrom. Danach kehren sich die Verhältnisse um. Im Blut erscheint ein Konzentrationsmaximum, und nur zum Zeitpunkt des Maximums herrscht für einen Moment ein Fließgleichgewicht. Die Abb. 9 zeigt einen solchen Verlauf.

Zum Zeitpunkt des Maximums ist $\dot{b} = 0$. Daraus folgt

$k_1 a = k_2 b$. Der Verlauf $b(t)$ kann durch Integration von Gl. (2.18) ermittelt werden:

$$b(t) = \frac{a(0)k_1}{(k_2 - k_1)}\left(e^{-k_1 t} - e^{-k_2 t}\right).\qquad (2.19)$$

Daraus folgt durch Differentiation und Nullsetzen die Höhe und der Zeitpunkt des Maximums:

$$b_{\max} = a(0)\left(\frac{k_1}{k_2}\right)^{\left(\frac{k_2}{k_2 - k_1}\right)},\ t_{\max} = \frac{1}{k_1 - k_2}\ln\left(\frac{k_1}{k_2}\right),\qquad (2.20\,\text{a,b})$$

Die integrierte Gleichung (2.19) sowie die Gleichung für $b_{\max}$ und $t_{\max}$ sind für $k_1 = k_2$ nicht anwendbar. Dafür kann die folgende Gleichung verwendet werden:

$$b(t) = a(0)\,kt\,e^{-kt}.$$

Die Verhältnisse ändern sich jedoch grundlegend, wenn die *Invasion* nach einem *Zeitgesetz 0. Ordnung*, also z. B. durch Dauerinfusion oder endogene Zufuhr aus Organen, erfolgt. Aus der Flußgleichung

$$A \xrightarrow{{}^{0}k_1} B \xrightarrow{{}^{1}k_2} C$$

wird das Differentialgleichungssystem:

$$\dot{a} = -{}^{0}k_1\,,\qquad\qquad (2.21\,\text{a})$$

$$\dot{b} = +{}^{0}k_1 - {}^{1}k_2\,b\,,\qquad\qquad (2.21\,\text{b})$$

$$\dot{c} = \qquad +{}^{1}k_2\,b\,.\qquad\qquad (2.21\,\text{c})$$

Während pro Zeiteinheit ins Blut stets die gleiche Menge einströmt, hängt der Ausstrom von der Höhe des Blutspiegels ab, je höher er ist, um so mehr wird eliminiert. Wenn beide Vorgänge gleichzeitig ablaufen, so wird am Anfang der Blutspiegel niedrig sein und wenig eliminiert. Dadurch steigt der Blutspiegel an, aber die Elimination vergrößert sich ebenfalls, so daß schließlich der Punkt erreicht wird, zu dem die zugeführte Menge gleich der eliminierten ist. Ein Fließgleichgewicht ist erreicht. Die Abb. 10 zeigt diese Verhältnisse. Die durch das Fließgleichgewicht eingestellte Menge im Blut ist durch Nullsetzen von Gl. (2.21b) zu bestimmen.

$$\dot{b} = 0, \ \curvearrowright \ \bar{b} = \frac{^0k_1}{^1k_2}. \tag{2.22}$$

Die Höhe des Steady-State-Wertes $\bar{b}$ im Blut ist der Invasionsgeschwindigkeit direkt und der Eliminationskonstanten indirekt proportional. Für die Berechnung der Konzentration c im Blut (nicht zu verwechseln mit c in Gl. (2.21c)) muß das Volumen des Verteilungsraumes berücksichtigt werden. Mit $\bar{b} = \bar{c}V$ wird aus Gl. (2.22)

$$^0k_1 = \bar{c}V\,^1k_2 = v = \bar{c}Cl_\mathrm{tot}. \tag{2.23}$$

Das Produkt Verteilungsvolumen V mal Eliminationskonstante $^1k_2$ wird in der Pharmakokinetik als *totale Clearance* Cl_tot bezeichnet. Daher ist die Invasionsgeschwindigkeit ($v = {}^0k_1$) gleich dem Produkt von Steady-State-Konzentration und totaler Clearance. Wenn $^0k_1$ und $^1k_2$ bekannt sind und $\bar{c}$ gemessen wird, kann diese Beziehung zur Bestimmung des Verteilungsvolumens unter Steady-State-Bedingungen herangezogen werden. Es wird auch mit V_dss (distribution, steady-state) bezeichnet. Ist umgekehrt die totale Clearance einer Substanz und die Infusionsgeschwindigkeit bekannt, kann die resultierende Blutkonzentration berechnet werden.

Nach Gl. (2.22) ist klar, daß Veränderungen des Steady-State-Wertes einer Substanz im Blut sowohl durch Veränderungen der Invasion als auch durch Veränderung der Elimination verursacht sein können. Für die bisherigen Überlegungen zum Fließgleichgewicht wurde stillschweigend vorausgesetzt, daß $^0k_1 \neq 0$ ist, also ein beständiger Zufluß aufrechterhalten wird. Betrachtet man aber nicht nur das Blut, sondern das Gesamtsystem, so muß berücksichtigt werden, daß $a(t)$ linear von $a(0)$ beginnend abnimmt und zu irgendeinem Zeitpunkt Null wird. Damit

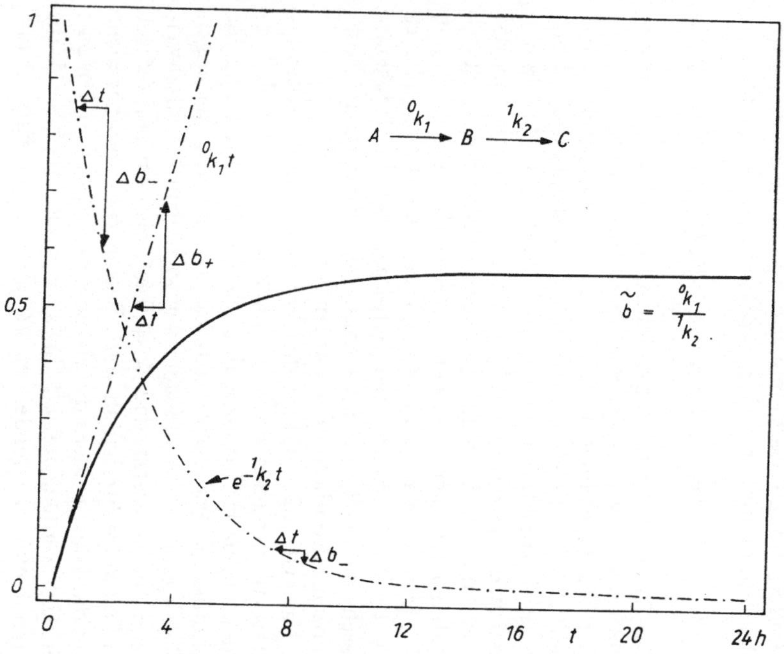

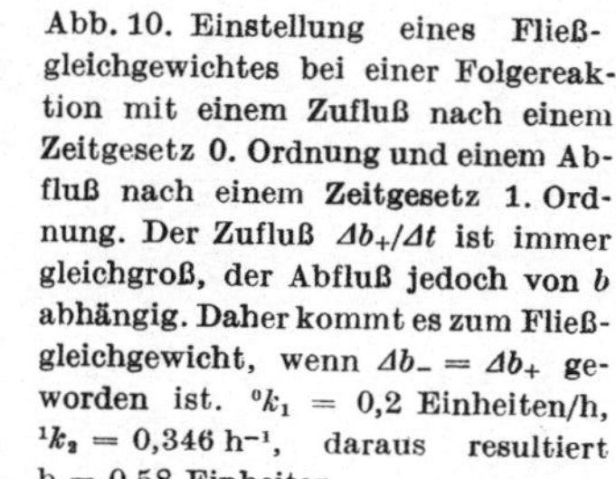

Abb. 10. Einstellung eines Fließgleichgewichtes bei einer Folgereaktion mit einem Zufluß nach einem Zeitgesetz 0. Ordnung und einem Abfluß nach einem Zeitgesetz 1. Ordnung. Der Zufluß $\Delta b_+/\Delta t$ ist immer gleichgroß, der Abfluß jedoch von b abhängig. Daher kommt es zum Fließgleichgewicht, wenn $\Delta b_- = \Delta b_+$ geworden ist. $^0k_1 = 0{,}2$ Einheiten/h, $^1k_2 = 0{,}346$ h^{-1}, daraus resultiert $b = 0{,}58$ Einheiten

hört das Fließgleichgewicht auf zu existieren. Das System geht nach einem Übergangszustand, der durch die Eliminationskonstante $^1k_2$ bestimmt wird, in seinen stationären Zustand über. Die Abb. 11 zeigt den Verlauf des Gesamtprozesses: Anfangszustand $(a(0) \neq 0, b(0) = 0, c(0) = 0)$, Übergangszustand, Fließgleichgewicht $(\bar{b} \neq 0)$, Übergangszustand und stationärer Zustand $\left(\bar{a} = \bar{b} = 0, \bar{c} = a(0)\right)$.

Auch im Falle der Folgereaktion mit 2 Schritten von 1. Ordnung kann sich in zwei Grenzfällen näherungsweise ein quasistationäres Verhalten einstellen.

1. Wenn $^1k_1 \gg {}^1k_2$ ist, also wenn die Invasionsgeschwindigkeit groß gegen die Eliminationsgeschwindigkeit ist, wird die Geschwindigkeit des Gesamtvorganges nur durch den 2. Schritt bestimmt, weil nach kurzer Zeit A vollständig in B übergegangen ist. Man kann daher schreiben

$$A \xrightarrow{\,^1k_2\,} C.$$

2. Ist andererseits $^1k_1 \ll {}^1k_2$, so wird der Schritt $A \xrightarrow{\,^1k_1\,} B$ geschwindigkeitsbestimmend. B erreicht nur eine sehr geringe Konzentration, weil es sofort in C übergeht. Der Gesamtvorgang kann auf

$$A \xrightarrow{\,^1k_1\,} C$$

reduziert werden.

Beide Fälle sind auf der Abb. 12 dargestellt. Für $c(t)$ ergibt sich für die beiden unterschiedlichen Fälle der gleiche Verlauf, und man kann durch alleinige Messung des Produktes C nicht entscheiden, welcher Schritt geschwindigkeitsbestimmend ist. Dafür müßte die Konzentration des Zwischenproduktes B gemessen werden. Sowohl im ersten wie auch im zweiten Fall ergibt sich ein quasistationäres Verhalten von b, was zur Reduzierung der Anzahl der Gleichungen ausgenutzt werden kann. Von solchen Vereinfachungen wird bei Folgeprozessen mit vielen Einzelschritten Gebrauch gemacht.

Der Übergang eines Pharmakons von einem Kompartment in ein anderes besteht in Wirklichkeit immer aus einer Vielzahl von Einzelschritten. Da die meisten jedoch

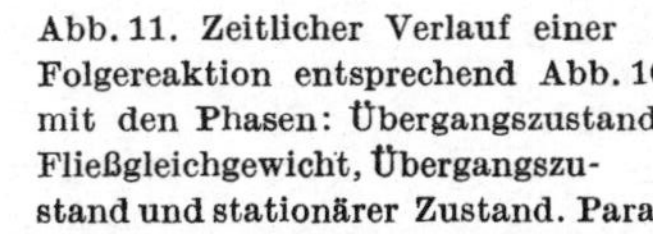

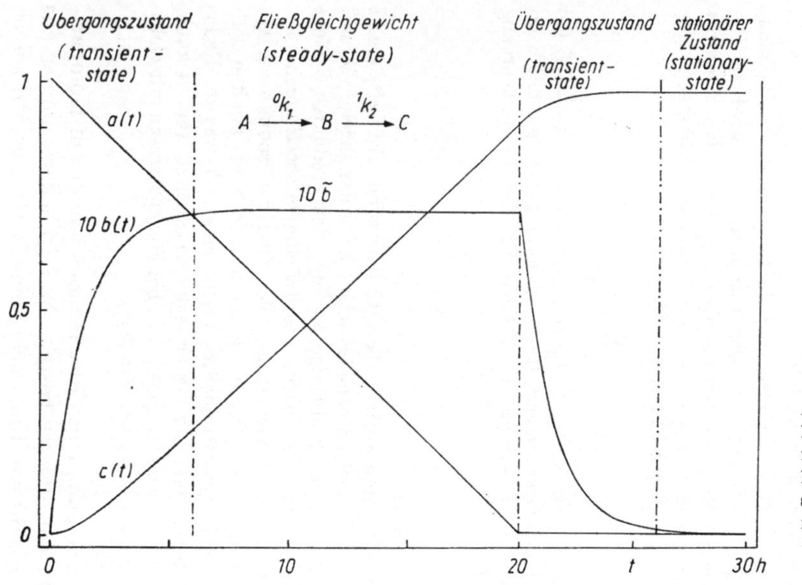

Abb. 11. Zeitlicher Verlauf einer Folgereaktion entsprechend Abb. 10 mit den Phasen: Übergangszustand, Fließgleichgewicht, Übergangszustand und stationärer Zustand. Parameter: $^0k_1 = 0,05$ Einheiten/h⁻¹ und $^1k_2 = 0,693$ h⁻¹

sehr rasch ablaufen, können die Zwischenkonzentrationen als sehr niedrig angesehen werden, und der Gesamtvorgang läßt sich durch eine einzige Geschwindigkeitskonstante, die des langsamsten Schrittes, beschreiben.

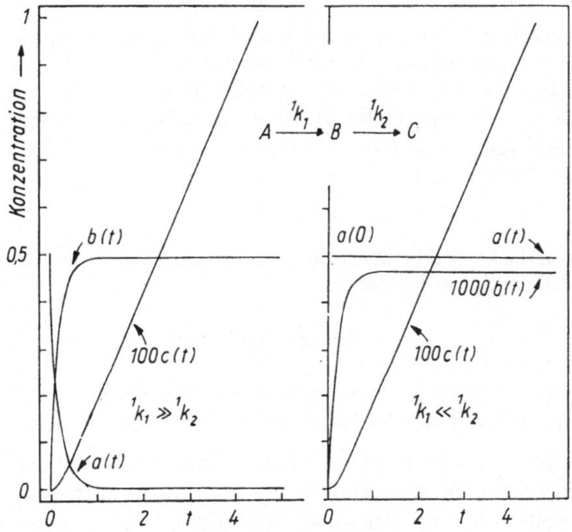

Abb. 12. Folgereaktion mit einem geschwindigkeitsbestimmenden Schritt. 1. wenn ${}^1k_1 \gg {}^1k_2$ ist (${}^1k_1 = 5$, ${}^1k_2 = 0{,}005$), so wird $a(t)$ rasch Null, und $b(t)$ erreicht etwa den Wert $a(0)$. Die Bildung von C hängt praktisch nur vom 2. Schritt ab. 2. wenn ${}^1k_1 \ll {}^1k_2$ ist, ${}^1k_1 = 0{,}005$, ${}^1k_2 = 5$), kann B nur einen sehr niedrigen Wert erreichen. Für die Bildung von C wird jetzt der erste Schritt geschwindigkeitsbestimmend

2.2. *Stofftransport in biologischen Systemen*

2.2.1. *Diffusion, Ficksche Gesetze und Diffusionskoeffizient*

Der Begriff der Diffusion muß von anderen Durchmischungsvorgängen abgetrennt werden. Zur Veranschaulichung der Diffusion denken wir uns zwei verschiedene, aber mischbare Flüssigkeiten übereinandergeschichtet, die untere hat die größere Dichte. Die anfänglich scharfe Grenze wird allmählich verwaschen, jedoch erst im Laufe vieler Wochen tritt vollständige Vermischung ein. Diese *echte Diffusion* ist ausschließlich eine *Folge der molekularen Wärmebewegung*.

Ein Molekül in Lösung erleidet infolge der thermischen Bewegungen und Schwingungen der Lösungsmittelmoleküle von diesen je Sekunde etwa 10^{13} bis 10^{15} (großes Molekül) Stöße, die eine statistische Bewegung des Moleküls bewirken (BROWNsche *Molekularbewegung*). Das mittlere Verschiebungsquadrat $\overline{x^2}$ während der Beobachtungsdauer τ ist:

$$\overline{x^2} = c\,\tau, \qquad c = \text{const.}$$

Die Konstante c ist der Temperatur T direkt und dem Reibungsfaktor f umgekehrt proportional:

$$\overline{x^2} = \frac{kT}{f}, \qquad k - \text{BOLTZMANN-Konstante.}$$

Bei völlig statistischer Bewegung wird der Mittelwert $\bar{x} = 0$, da eine Verschiebung in jeder Richtung gleichwahrscheinlich ist.

Sind dagegen im Inneren der Flüssigkeiten lokale Temperaturunterschiede vorhanden, so kommt es zur Ausbildung von auf- und absteigenden Strömungen. Diese *freie Konvektion* beschleunigt die Durchmischung erheblich, daneben kann die echte Diffusion praktisch bedeutungslos werden. Oft werden auch schon intrazellulär Stoffe durch Konvektion transportiert (Protoplasmaströmungen, Axontransport), da die Transportdauer bei der Diffusion mit der Entfernung quadratisch zunimmt. In noch stärkerem Maße wird die Durchmischung durch turbulente Strömungen gefördert, die durch mechanisch bewegte Teile erzeugt werden, z. B. der konvektive Transport im Blutkreislauf.

Wie das Beispiel der übereinandergeschichteten Flüssigkeiten lehrt, ist die *Diffusion* ein *Ausgleichsvorgang*, der entlang des *Konzentrationsgefälles* (Konzentrationsgradienten) vom Ort höherer Konzentration zum Ort niederer Konzentration gerichtet ist. Derartige Ausgleichsvorgänge verlaufen nach dem 2. Hauptsatz der Thermodynamik *irreversibel* ab. Obwohl die Bewegung der einzelnen Teilchen in beliebiger Richtung erfolgen kann, ergibt die statistische Betrachtung aller Teilchen zu jedem Zeitpunkt einen gerichteten Teilchenstrom, der an jedem Ort dem Konzentrationsgradienten proportional ist. Der Proportionalitätsfaktor ist der *Diffusionskoeffizient D*. Dieser Sachverhalt wird mathematisch durch die FICKschen Gesetze betrieben.

Zur Ableitung des 1. FICKschen Gesetzes betrachten wir die Abb. 13. Ein Stoff soll durch eine poröse Trennwand, z. B. die Wand einer Blutkapillare, der Dicke d hindurchdiffundieren,

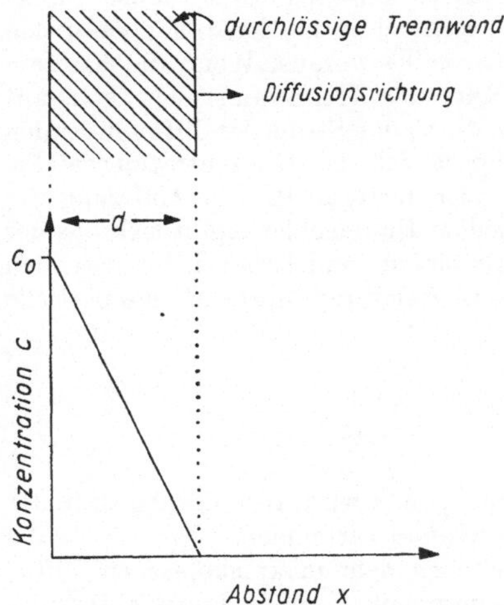

Abb. 13. Ableitung des 1. FICK'schen Gesetzes: Diffusion durch eine poröse Trennwand

auf beiden Seiten und in den Poren befindet sich das Lösungsmittel (Wasser). Vor der Wand, d. h. in der Kapillare, werde die Konzentration c_0 durch die Blutströmung aufrechterhalten. Hinter der Wand werden alle hindurchdiffundierenden Teilchen sofort entweder durch Abtransport oder chemische Bindung beseitigt. Dann entsteht im Inneren der Wand das Konzentrationsgefälle

$$\frac{\Delta c}{\Delta x} = -\frac{c_0}{d}.$$

Mißt man experimentell die Anzahl Δn der in der Zeit Δt durch die Fläche F hindurchdiffundierenden Moleküle, so ergibt sich für den „Molekülstrom"

$$\frac{\Delta n}{\Delta t} = DF \frac{\Delta c}{\Delta x}.$$

In Worten: Der Strom der diffundierenden Moleküle ist dem Konzentrationsgefälle proportional (1. FICK*sches Gesetz*). Der Proportionalitätsfaktor D wird als Diffusionskoeffizient (Einheit cm$^2 \cdot s^{-1}$) bezeichnet. Die Anwendung des 1. FICKschen Gesetzes setzt das Vorhandensein eines stationären oder quasi-stationären Konzentrationsgefälles voraus. Wenn die Konzentration auf der rechten Seite der Trennwand nicht konstant gehalten wird, sondern sich durch den Strom der diffundierenden Moleküle erhöht, so verändert sich das Konzentrationsgefälle. Es wird räumlich und zeitlich instationär. Die Änderung der Molekülkonzentration in jedem Raumgebiet ergibt sich aus der Differenz der je Zeiteinheit hinein- und herausdiffundierenden Moleküle. Die mathematische Ableitung führt auf eine partielle Differentialgleichung

$$\frac{\partial c}{\partial t} = -D \frac{\partial^2 c}{\partial x^2},$$

die als 2. FICK*sches Gesetz* bezeichnet wird. Ihre Lösung ist in der Regel mit großem Rechenaufwand verbunden.

Der Zusammenhang zwischen dem makroskopischen Diffusionskoeffizienten D und dem molekularen Reibungsfaktor f ist gegeben durch $D = kT/f$. Da der Reibungsfaktor von der Größe und der Gestalt der Moleküle abhängt, hängt der Diffusionskoeffizient natürlich von der Molekülmasse ab. Die Abhängigkeit ist jedoch nichtlinear. D wächst mit der Temperatur, jedoch ist auch diese Beziehung nichtlinear, da sich zugleich mit wachsender Temperatur auch die innere Reibung vermindert. Die strenge Gültigkeit der FICKschen Gesetze ist auf einen homogenen Diffusionsraum beschränkt, in dem der Diffusionskoeffizient überall gleich groß ist und keine Vorzugsrichtung aufweist.

Diffusionsprozesse in biologischem Gewebe erstrecken sich jedoch meist über mehrere unterschiedliche Diffusionsräume mit verschiedenen Diffusionskoeffizienten.

Die Diffusionskoeffizienten liegen für Gase bei Normaldruck und Zimmertemperatur in der Größenordnung $1 \ cm^2 \cdot s^{-1}$ und für Flüssigkeiten bei $10^{-5} \ cm^2 \cdot s^{-1}$. Daraus wird schon ersichtlich, daß die Diffusion bei Prozessen in flüssigen Phasen leicht zum geschwindigkeitsbestimmenden Schritt werden kann, weil Konzentrationsunterschiede sehr viel langsamer ausgeglichen werden.

2.2.2. *Stofftransport durch biologische Membranen*

Struktur von Zellmembranen. Der Stofftransport durch Membranen ist ein Grundphänomen lebender Zellen. Lebende Systeme grenzen sich gegen ihre Umgebung durch spezielle Membranbarrieren ab, die den Stoffaustausch einschränken und selektiv steuern. Es hat sich die Ansicht durchgesetzt, daß die Zellmembran die Hauptbarriere zwischen Zelle und Umgebung darstellt und im wesentlichen aus einer bilamellären *Lipid-Protein-Doppelschicht* besteht. Die Transporteigenschaften können aber auch von subzellulären Membranen (Mitochondrienmembranen) und multizellulären Membranen (Epithelmembranen) beeinflußt werden. Epithelmembranen grenzen als flächenhaft ausgedehnte Zellverbände den Körper gegen die Umwelt ab (Haut), kleiden innere Hohlräume aus (Darmschleimhaut), oder bilden bläschen- oder schlauchförmige Wände in Nieren und Drüsen. Die Epithelzellen liegen auf einer bindegewebsartigen Grundschicht (Basalmembran), die Stützfunktionen erfüllt, aber kein wesentliches Permeationshindernis darstellt (Abb. 14). Als Membranbarrieren kommen nicht nur die einzelnen Wände der Epithelzellen, sondern auch die Kittstellen in Betracht, die benachbarte Epithelzellen zusammenhalten und zu einer makroskopisch einheitlichen Membran verbinden.

Die *Zellmembran* besteht hauptsächlich aus *Lipiden* und *Proteinen*. Obwohl der relative Anteil bei verschiedenen Zellmembranen ganz unterschiedlich ist, ist die Struktur von Zellmembranen im elektronenmikroskopischen Bild recht einheitlich. Es zeigen sich zwei dunkle (elektronendichte) äußere Schichten von je 2,5

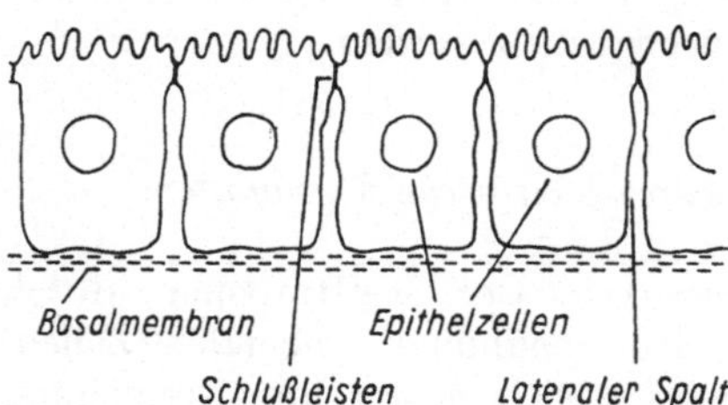

Abb. 14. Multizelluläre Membran: Die Epithel- und Endothelzellen liegen auf einer bindegewebsartigen Grundschicht (Basalmembran) auf, die Haltefunktionen erfüllt, aber kein wesentliches Permeationshindernis darstellt. (Nach FRÖMTER)

bis 4 nm Dicke, zwischen denen sich eine hellere (elektronendurchlässigere) Schicht von 3 bis 6 nm befindet. Manche Membranen zeigen typische Anhänge, z. B. befinden sich an der Lumenseite der Bürstensaummembran von Darm und Niere knopfartige Gebilde von ca. 6 nm Durchmesser, die Enzyme (am Darm, Invertase und Maltase) enthalten. Bei der Darmschleimhaut befinden sich auf den Membranen auch lockere Auflagerungen von Mucopolysacchariden. Die Lipide können auf Grund ihrer asymmetrischen Form mit einem hydrophilen (polaren) und einem langgestreckten hydrophoben (apolaren) Ende in wäßrigen Phasen stabile supramolekulare Strukturen bilden. Es wird angenommen, daß die Zellmembran einfach eine Aneinanderreihung von Lipidmolekülen in Form einer Doppelschicht ist, die allein durch die *hydrophil-hydrophoben Wechselwirkungen* zusammengehalten wird. Im Unterschied zur ursprünglichen Annahme von DANIELLI und DAVSON, wonach die Proteine der Lipidschicht aufliegen (DAVSON-DANIELLI-*Modell*), weiß man jetzt, daß Proteine auf Grund ihrer eigenen polaren Struktur

mit hydrophilen und hydrophoben Oberflächenzonen integrale
Bestandteile der hydrophil/hydrophoben Doppelschicht bilden.
Sie sind entweder einzeln oder in Form größerer Flecken in die
Lipidlamellen eingebettet oder können sich auch quer durch die
Membran von einer Grenzfläche bis zur anderen erstrecken (vgl.
Abb. 15). So wurde kürzlich festgestellt, daß das Enzymsystem
Cytochrom P450/Cytochrom P450 Reduktase in die Membranen
von Lebermikrosomen so eingebaut ist, daß der Enzymkomplex

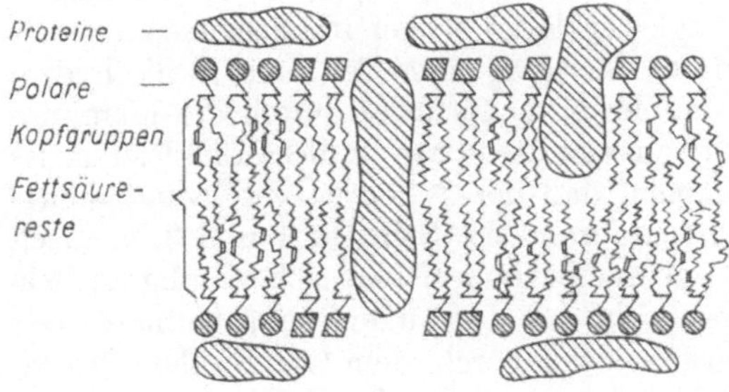

Abb. 15. Modell biologischer Membranen. Lipid-Doppelschichten bilden das
Grundgerüst der Membran. Proteine mit amphibilem Charakter sind
in die Membranen inkorporiert. Polare Proteinmoleküle sind an die
Membran-Wasser-Grenzschicht adsorbiert. (Nach SACKMANN)

in eine Domäne von festem Lipid eingebettet ist, die in der bei
Körpertemperatur sehr fluiden Lipiddoppelschicht schwimmt
(„*flüssig Mosaik*"-*Modell*). Das Enzymsystem spielt bei der Hy-
droxylierung körperfremder Stoffe in der Leber eine Rolle.

Insgesamt muß jedoch festgehalten werden, daß der molekulare Aufbau von Zellmembranen äußerst komplex und im einzelnen noch nicht ausreichend bekannt ist. Deshalb werden
häufig Untersuchungen an künstlichen Lipiddoppelmembranen
durchgeführt.

Für den Transport von Substanzen durch biologische
Membranen kommen vier verschiedene Mechanismen in
Frage: Die „einfache" Diffusion, die „erleichterte" Diffusion, der aktive Transport und der Transport durch Bläschenbildung (Pinozytose).

Transport durch „einfache" Diffusion. Umfangreiche
Permeabilitätsuntersuchungen mit *Nichtelektrolyten* durch

4 Knorre

Zellmembranen von Algen, Epithelzellen und roten Blutzellen haben gezeigt, daß sich die Zellmembran wie eine Lipidbarriere verhält, d. h., daß die Permeation durch die Kräfte bestimmt wird, die die Verteilung der jeweiligen Substanz zwischen Lipid und Wasser bestimmen, und daß die *Zellmembran als Diffusionsbarriere* wirkt, die größere Moleküle schlechter durchläßt als kleinere. Man kann daher die Permeation von Nichtelektrolyten mit „einfacher" Diffusion zwanglos erklären, wobei drei Schritte zu unterscheiden sind: 1. Übergang eines Teilchens in die hydrophobe Membranphase, 2. Diffusion durch die Membran und 3. Austritt aus der Membran in die Außenlösung. Es wird angenommen, daß der 2. Schritt geschwindigkeitsbestimmend ist, während die Schritte 1 und 3 so rasch erfolgen, daß die Membranoberfläche sich ständig im Verteilungsgleichgewicht mit der Außenlösung befindet. Der Diffusionsschritt selbst gehorcht dem 1. FICKschen Gesetz. Nach diesen Vorstellungen sollte der *Permeabilitätskoeffizient* mit dem *Verteilungskoeffizienten Membran/Wasser korreliert* sein. Die Verteilungskoeffizienten Membran/ Wasser sind experimentell nicht zugänglich, jedoch werden die Verhältnisse, wie viele Untersuchungen bestätigen, durch den Verteilungskoeffizienten Olivenöl/Wasser gut widergespiegelt.

Ob die einfache Diffusion beim Transport anorganischer Ionen durch Zellmembranen eine Rolle spielt, wird bezweifelt. *Elektrolyte* können offensichtlich nicht in ausreichender Menge in die Lipidphase eindringen, was auch dadurch zum Ausdruck kommt, daß reine Lipiddoppelschichten sehr hohe elektrische Widerstände aufweisen. Die elektrischen Widerstände von Zellmembranen sind dagegen um Größenordnungen niedriger, was vermuten läßt, daß spezifische Permeationshilfen für Ionen vorhanden sind. Ionentransport durch einfache Diffusion findet man aber an den Schlußleisten von Epithelmembranen (s. Abb. 14), die nicht dicht, sondern durchlässig sind (proximaler Tubulus der Niere, Dünndarm, Gallenblase). Auf dem Weg durch die Schlußleisten brauchen die Substanzen keine geschlossene Lipidbarriere zu überwinden, da die Zellmembranen hier nur in einem schmalen Saum aneinanderliegen, in dem sie punktförmig miteinander verkittet sind.

Transport durch „erleichterte" Diffusion. Untersucht man die Aufnahme von Zuckern in rote Blutzellen, so findet man für einige Zucker, z. B. *D*-Glukose, sehr viel *höhere Transportraten*, während andere Zucker, die sich in Struktur und physikalischen Eigenschaften kaum unterscheiden (z. B. *L*-Glukose) keine vergleichbar hohen Transportraten aufweisen. Bei der weiteren Untersuchung dieses Phänomens ergaben sich folgende Eigenschaften: 1. Ähnlich wie bei freier Diffusion erfolgt der Transport nur beim *Vorhandensein eines Konzentrationsgradienten.* Wenn die Zuckerkonzentrationen in den roten Blutzellen und in der Außenphase gleich sind, erfolgt kein Transport. Es muß sich folglich um einen passiven Transport handeln. 2. Der Transport erfolgt ausgesprochen *selektiv.* 3. Der initiale Zuckereinstrom in zuckerfreie, rote Blutzellen zeigt in Abhängigkeit von der äußeren Zuckerkonzentration eine typische *hyperbolische Sättigungskinetik*, wie sie von enzymkatalysierten Reaktionen bekannt ist. Es existiert eine maximale Flußrate, die trotz höherer Außenkonzentration nicht überschritten wird. 4. Die erleichterte Diffusion eines Zuckers kann in Anwesenheit anderer Zucker vermindert werden. Auch dieses Phänomen der *kompetitiven Hemmung* ist typisch für Enzymreaktionen. Diese Befunde legen die Annahme nahe, daß in der Membran ein spezifisches Transportsystem existieren muß, welches einzelne Zuckermoleküle erkennt und durch die Membran schleust. Man spricht vom sogenannten *Carriertransport* bzw. *Carriermodell.*

Danach existieren in der Membran spezifische Enzymmoleküle, die auf der einen Seite Zucker selektiv binden, dann durch die Membran treten und auf der anderen Seite das Zuckermolekül freigeben. Obgleich das Carriermodell die experimentell beobachteten Tatsachen gut erklären kann, ist nicht klar, ob die Vorstellung eines diffusiblen Carriers zutrifft, oder ob ein anderer Translokationsprozeß (Rotation oder Kippung) eingeschaltet ist.

4*

In Abb. 16 sind die Verhältnisse des Carriertransportes schematisch dargestellt. Obwohl solche Transportmechanismen weit verbreitet sind, man findet sie für den Transport von Zuckern, Aminosäuren und Fettsäuren in wahrscheinlich allen Plasmazellmembranen, ist der Versuch, Carriermoleküle aus Membranmaterial zu isolieren, bisher nur teilweise gelungen.

Trotz einer Vielzahl von Beobachtungen, die die erleichterte Diffusion auch für Ionen wahrscheinlich machen, sind die mole-

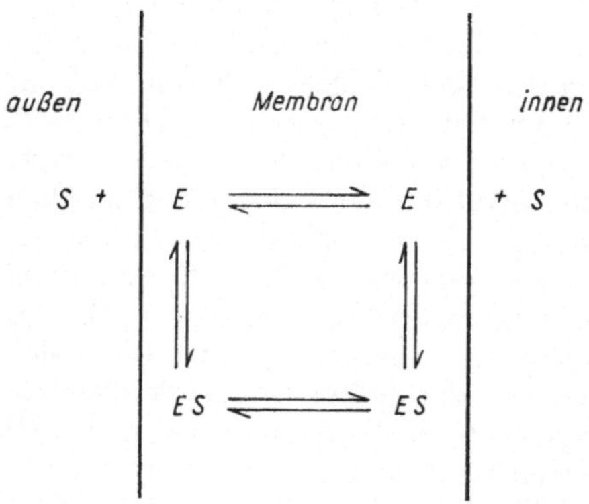

Abb. 16. Einfaches Schema des Carriertransportes durch die Zellmembran: S — Substrat, E — diffusibles Carriermolekül in der Membran

kularen Mechanismen noch unbekannt. Carriermechanismen werden für Anionen diskutiert, während für Kationen spezifische Poren oder Kanäle angenommen werden.

Während bei freier Diffusion in verdünnten Lösungen die *Wechselwirkungen unterschiedlicher Teilchenarten aufeinander* zu vernachlässigen sind, kann diese Wechselwirkung in der Membran, z. B. im Inneren einer langen Pore, wesentlich werden. Im Extremfall kann die Pore so eng sein, daß die Teilchen nicht aneinander vorbeiwandern können. Von großer biologischer Bedeutung sind solche *Flußkopplungsphänomene* in Membranen im Rahmen des sekundär aktiven Transports. Dabei wird der Fluß einer Komponente durch einen passiven Kopplungsmechanismus an den aktiven Fluß einer anderen Komponente gekoppelt. Ein Beispiel dafür ist der gekoppelte Natrium-Glukose-Transport durch die luminale Zellwand (Bürstensaum) von Dünndarm und

Niere (s. Abb. 17). Am intakten Epithel fand man, daß der Glukosefluß von der Glukosekonzentration und von der Natriumkonzentration im Lumen der Darmschlingen, bzw. Harnkanälchen, abhängt und durch einfache hyperbolische Sättigungskinetiken beschrieben werden kann. Als molekulare Grundlage dieses Flußkopplungsphänomens kommt ein Transportsystem vom Carriertyp infrage, jedoch muß angenommen werden, daß in diesem Falle zwei Bindungsstellen existieren und daß der Carrier nur dann durch die Membran penetrieren kann, wenn er mit Glukose und Natrium beladen ist.

Aktiver Transport. Die bisher beschriebenen Transportmechanismen ermöglichen keinen Substanztransport gegen einen Konzentrationsgradienten der Substanz („Bergauf"-Transport). Durch biologische Membranen können jedoch auch Substanzen *gegen einen Konzentrationsgradienten* fließen. Unterbindet man allerdings die Sauerstoffzufuhr zum Gewebe, oder setzt Stoffwechselgifte ein, so kommt der Transport zum Stillstand. Unter aktivem

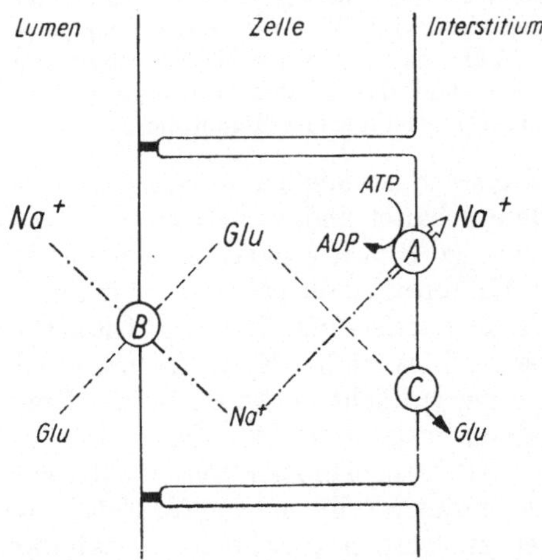

Abb. 17. Modell für den sekundär aktiven Transport von Glukose durch Darm- und Nierenepithel. A: Primär aktiver Na$^+$-Transport in der basalen Zellmembran, B: Passives Flußkopplungssystem für Na$^+$ und Glukose in der luminalen Zellmembran, C: Carriersystem zur erleichterten Diffusion von Glukose aus der Zelle. (Nach FRÖMTER)

Transport versteht man daher den Transport einer Substanz unter *Verbrauch von Stoffwechselenergie*. Man bezeichnet solche Systeme häufig auch als „Pumpen". Das bekannteste Beispiel ist die Na^+/K^+-„Pumpe". Vermutlich besitzen alle tierischen Zellen in der Zellwand einen *primär aktiven Transportmechanismus*, der Na^+ aus den Zellen herauspumpt und K^+ in die Zellen transportiert. Die Energie dafür stammt aus der Spaltung von ATP in ADP.

Der aktive Na^+/K^+-Transport kann hochspezifisch z. B. durch Strophantin gehemmt werden. Strophantin wirkt aber nur, wenn es von der Außenseite angeboten wird. Es konkurriert dort mit K^+ um eine Bindungsstelle. Durch radioaktive Markierung gelang es, bei menschlichen Erythrozyten ca. 200 Transportstellen auszuzählen. Na^+ und K^+ können auch rückwärts durch die Pumpe laufen, dabei wird aus ADP wieder ATP gebildet. Es gelang, das Transportsystem ohne Aktivitätsverlust aus Zellmembranen zu isolieren. Biochemisch gesehen wirkt das Transportsystem als ATPase, deren Aktivität von der Na^+-, K^+- und Mg^{++}-Konzentration reguliert wird. Weitere aktive Transportsysteme sind die Ca^{++}-ATPasen, der aktive H^+-Transport aus den Mitochondrien heraus und das Phosphotransferasesystem für den Zuckertransport durch bakterielle Membranen.

Sekundär aktiver Transport ist möglich, wenn zwei Membranen hintereinandergeschaltet sind, wobei die eine Membran eine Komponente (z. B. Na^+) aktiv transportiert, während die andere Membran einen passiven Flußkopplungsmechanismus (z. B. Carrier- mit Na^+- und Glukosebindungsstellen) besitzt. Dies ist bei Epithelmembranen von Darm und Niere verwirklicht (s. Abb. 17). Die Epithelzellen besitzen einen aktiven Na^+/K^+-Transport, jedoch nur auf der dem Blut zugekehrten Zellseite (basale Zellmembran). Da die luminale Zellmembran für Natriumionen gut permeabel ist, werden Natriumionen ständig von der Zelle ins Interstitium gepumpt. Dadurch entsteht ein Gradient zwischen Lumen und Zelle, so daß ständig Natriumionen in die Zelle nachströmen können. Ist in der luminalen Zellwand ein passiver Flußkopplungsmechanismus, z. B. mit Glukose, vorhanden, so wird sie sich in der Zelle anreichern, bis der passive Ausstrom durch die basale Membran ins Gleichgewicht mit dem Einstrom durch die luminale Membran kommt. Solche *sekundär aktiven Transportmechanismen* finden sich *am Darm- und Nierenepithel* für die Absorption von Glukose, Aminosäuren und für die Sekretion von H^+, auch für einige Pharmaka (z. B. Steroide) können solche Mechanismen angenommen werden.

Ein weiteres Beispiel für sekundär aktiven Transport ist die Wasserresorption im Dünndarm, in der Gallenblase und im proximalen Tubulus der Nieren, ohne daß ein osmotischer Gradient besteht. Sie kann durch Hemmung des aktiven Na^+-Transports ausgeschaltet werden. Bemerkenswert ist, daß pro Molekül Natrium ca. 370 Wassermoleküle transportiert werden. Im Unterschied zum Carriermechanismus beim Zuckertransport nimmt man hier eine Flußkopplung durch lokale Osmose an.

Transport durch Bläschenbildung (Pinozytose). Die bisher behandelten Transportmechanismen betrafen nur niedermolekulare Substanzen. Für den *Transport von Makromolekülen* und sogar *größeren Partikeln* (Zellfragmente, Bakterien) gibt es Mechanismen, die auf der Einstülpung und Abschnürung von Bläschen in der Zellmembran beruhen. Damit können sowohl Substanzen von außen ins Zellinnere gebracht werden (*Endozytose*), als auch umgekehrt Hormone oder Enzyme von der Zelle an die Umgebung abgegeben werden (*Exozytose*). In beiden Fällen handelt es sich um komplexe Membranphänomene, die an einen intakten Zellstoffwechsel gebunden sind. Pinozytose ähnliche Vorgänge spielen in der Niere, der Leber und der Darmschleimhaut eine wichtige Rolle. Neuerdings versucht man, die Pinozytose in den genannten Organen für die *selektive Applikation von Wirkstoffen* auszunutzen, indem man die Wirkstoffe in *Liposomen* einschließt, die intravenös verabreicht werden. Jedoch sind diese Vorgänge in ihrem Ablauf erst wenig erforscht. Sie zeigen, daß die äußere Zellmembran kein starres Gebilde, sondern ein äußerst dynamisches System darstellt.

2.2.3. Verteilung von Pharmaka im Gewebe

Der Transport von Pharmaka im tierischen Gewebe erfolgt, wenn man von der Konvektion durch das Blut absieht, in der Regel passiv durch einfache Diffusion. Erleichterte Diffusion und aktiver Transport spielen eine geringere Rolle, weil diese Mechanismen ausgesprochen selektiv arbeiten und sich die Struktur der meisten Pharmaka von der Struktur der körpereigenen Metabolite unterscheidet. Das Diffusionsmilieu ist jedoch keinesfalls homogen, sondern ein kompliziert durchstrukturiertes System. Man nimmt häufig eine Einteilung in drei Flüssigkeitskompartimente vor: *Blutplasmaraum, Interstitialraum* und *Intrazellulärraum.* Daraus ergibt sich, daß die Flaschenhälse der Verteilung von Pharmaka in Gewebe vor allem die diese Kompartimente abgrenzenden Barrieren sind: der Endothelzellverband der Kapillaren und die Zellmembranen der Parenchymzellen.

Die Permeation von Pharmaka läßt sich im wesentlichen auf zwei typische Fälle der Diffusion von niedermolekularen Verbindungen durch Modellmembranen zurückführen.

Permeation von Pharmaka durch Modellmembranen. Betrachten wir zunächst noch einmal den Fall, daß zwei verschieden konzentrierte Lösungen einer niedermolekularen Verbindung in Wasser durch eine dünne mit *Poren* durchsetzte *Membran* getrennt sind (Abb. 13). Die Poren sollen zylindrisch sein und ihr Durchmesser betrage mindestens das 50-fache des Molekülradius des gelösten Pharmakons, so daß ein Stofftransport durch Diffusion von der konzentrierteren Außenlösung c_a in die verdünnte Innenlösung c_i stattfinden kann. In den Poren bildet sich das Konzentrationsgefälle $(c_a - c_i)/d$ aus, d ist die Dicke der Membran. Nach dem 1. Fickschen Gesetz ergibt sich, wenn wir F als Gesamtporenfläche auffassen, für $dc = c_a - c_i$ und für $dx = d$ setzen:

$$\frac{dn}{dt} = DF \frac{c_a - c_i}{d}. \qquad (2.24)$$

Mit dem Volumen des inneren Kompartments V_i ergibt sich

$$\mathrm{d}n = \mathrm{d}c_i V_i \quad \text{bzw.} \quad \mathrm{d}c_i = \mathrm{d}n/V_i$$

und daraus folgt

$$\frac{\mathrm{d}c_i}{\mathrm{d}t} = \frac{DF}{V_i d}\,(c_a - c_i) = P\,(c_a - c_i). \qquad (2.25)$$

In dem *Permeabilitätskoeffizienten* P sind alle konstanten Faktoren zusammengefaßt.

Diese Differentialgleichung läßt sich leicht integrieren, wenn man voraussetzt, daß $c_a =$ const. und $c_i(0) = 0$ ist und die Substanz sich im Innenkompartment homogen verteilt. Nach Trennung der Variablen erhält man

$$\frac{\mathrm{d}c_i}{c_a - c_i} = P\,\mathrm{d}t$$

und nach Integration

$$\ln \frac{c_a}{c_a - c_i} = Pt.$$

Durch Entlogarithmierung ergibt sich der Exponentialausdruck

$$c_i(t) = c_a\,(1 - \mathrm{e}^{-Pt}), \qquad (2.26)$$

der zeigt, daß c_i für große Werte von t gegen c_a strebt, vgl. in Abb. 26 die Kurve für $u(t)$.

Da im Permeabilitätskoeffizienten P für eine gegebene Membran der Diffusionskoeffizient D der einzige freie Parameter ist, und für niedermolekulare Substanzen gilt,

$$D \approx \frac{\text{const.}}{\sqrt{\text{Molekülmasse}}}$$

besteht das Charakteristische bei der Permeation durch eine poröse Membran in diesem Falle darin, daß der Permeabilitätskoeffizient bzw. die Permeationsgeschwindigkeit der Wurzel aus der Molekülmasse des permeierenden

Stoffes umgekehrt proportional ist. Dies bedeutet, daß die Permeationsgeschwindigkeiten in Abhängigkeit von der Molekülmasse recht wenig voneinander differieren, weil sich z. B. bei einer Vervierfachung der Molekülmasse von 100 auf 400 die Permeabilität nur verdoppelt. Die Größe des Permeabilitätskoeffizienten P ist keine Eigenschaft einer Substanz an sich, sondern nur in bezug auf eine bestimmte Membran definiert.

Bei der *Diffusion durch* eine *Lipidmembran* kann ebenfalls von Gl. (2.24) ausgegangen werden. Jedoch ist jetzt D' der Diffusionskoeffizient des gelösten Stoffes in der Lipidphase, und F'' ist die gesamte Membranfläche. Zusätzlich ist zu beachten, daß sich nach dem NERNSTschen Verteilungssatz an den Membrangrenzflächen *Verteilungsgleichgewichte* ausbilden, die das Konzentrationsgefälle in der Lipidmembran beeinflussen. Die Ausbildung dieser Verteilungsgleichgewichte wird nicht als geschwindigkeitsbestimmend angesehen. Daher gilt für die stationären Konzentrationen in den Membrangrenzflächen

$$c_{ma} = \alpha c_a, \; c_{mi} = \alpha c_i,$$

mit

c_{ma}, c_{mi} — Konzentration des permeierenden Stoffes in der äußersten bzw. innersten Membranlipidschicht,

c_a, c_i — Konzentration des permeierenden Stoffes im wässerigen Außen- bzw. Innenmilieu,

α — Verteilungskoeffizient des permeierenden Stoffes zwischen Membranlipid und wässerigem Milieu.

Somit ergibt sich für das Konzentrationsgefälle in der Membran

$$\frac{c_{ma} - c_{mi}}{d} = \frac{\alpha(c_a - c_i)}{d}.$$

Die Konzentrationsgefälle von Substanzen in der Lipidmembran sind folglich bei gegebener Konzentrationsdifferenz $(c_a - c_i)$ der wässrigen Phase ihrem Verteilungskoeffizienten proportional. Dies ist in Abb. 18 für drei

Substanzen mit $\alpha = 0{,}5$; 1 und 2 veranschaulicht. Anstelle von Gl. (2.24) schreiben wir daher

$$\frac{dn}{dt} = D'F' \frac{\alpha(c_a - c_i)}{d} \qquad (2.27)$$

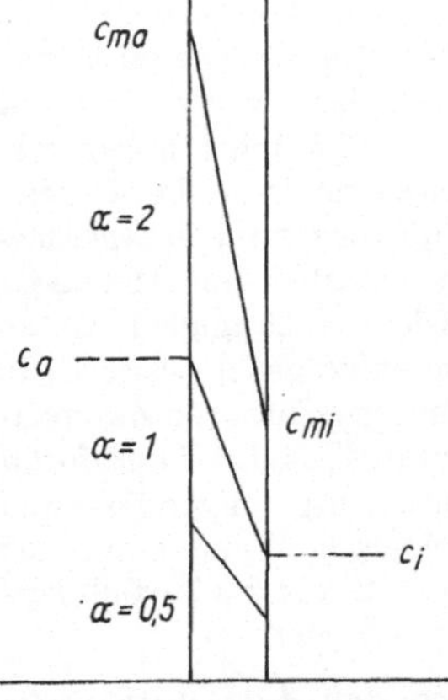

Abb. 18. Permeation durch Diffusion durch eine Lipidmembran. Abhängigkeit des Konzentrationsgradienten in der Membran vom Verteilungskoeffizienten α bei 3 Substanzen mit unterschiedlicher Lipidlöslichkeit.

und entsprechend für die integrierte Form:

$$c_i(t) = c_a(1 - e^{-P't}) \quad \text{mit} \quad P' = \frac{D'F'\alpha}{V_i d}.$$

Während der Diffusionskoeffizient von Pharmaka relativ gering variiert, kann der Verteilungskoeffizient für verschiedene Substanzen sich um Größenordnungen unterscheiden. Dies bedeutet, daß bei der Permeation von Pharmaka durch Lipidmembranen der Einfluß von D gegenüber dem von α in erster Näherung vernachlässigt werden kann:

$$P' = \text{const.}\ \alpha$$

Weil der Permeabilitätskoeffizient dem Verteilungskoeffizienten proportional ist, können sich die Permeationsgeschwindigkeiten verschiedener Pharmaka beträchtlich unterscheiden.

Der Verteilungskoeffizient α, der sich auf die Verteilung zwischen Membranlipid und wässriger Phase bezieht, ist experimentell nicht direkt bestimmbar. Jedoch haben umfangreiche Permeabilitätsuntersuchungen, die COLLANDER und Mitarbeiter an der Zellmembran von Algen für 57 verschiedene Substanzen mit Molekülmassen zwischen 19 und 480 durchgeführt haben, gezeigt, daß die *Permeabilität der Membran* eine deutliche *Korrelation zum Verteilungskoeffizienten* der Substanzen im *Zweiphasensystem Olivenöl/Wasser* aufweist, wobei zusätzlich eine Abhängigkeit von der Molekülmasse besteht. Diese Abhängigkeit ist jedoch aus den bereits bekannten Gründen vergleichsweise klein. Vergleichende Untersuchungen mit anderen einfachen Zweiphasensystemen (Äthyläther/Wasser, Heptan/Wasser, Chloroform/Wasser) ergaben, daß sich die Permeationsgeschwindigkeiten von verschiedenen Pharmaka durch biologische Lipidmembranen in erster Näherung so zueinander verhalten, wie die Verteilungskoeffizienten in beliebigen Zweiphasensystemen.

Permeation von Pharmaka durch das Kapillarenendothel. Die Verteilung von niedermolekularen Verbindungen zwischen Blutplasmaraum und Interstitialraum erfolgt hauptsächlich durch Diffusion, allerdings verhalten sich polare und apolare Moleküle unterschiedlich. Für die transkapillare Permeabilität niedermolekularer polarer Verbindungen gelten in erster Näherung die oben beschriebenen Gesetzmäßigkeiten der Diffusion durch eine poröse Membran. Die *Kapillarwand* peripherer Gefäße ist *hochporös*. Der Porenradius beträgt etwa 3 nm. Deshalb erfolgt die Gleichgewichtseinstellung hydrophiler Pharmaka nach intravenöser oder intramuskulärer Applikation innerhalb weniger Minuten. Nach morphologischen Untersuchungen handelt es sich bei den Poren um die elektronenoptisch sichtbaren Spalträume zwischen den einzelnen Kapillarendothelzellen.

Die transkapillare Permeabilität hochmolekularer polarer Verbindungen, wie Inulin oder Myoglobin, verläuft wesentlich langsamer, als nach der Diffusionskinetik durch Poren zu erwarten wäre („restricted diffusion"). Hochmolekulare Verbindungen spielen als Pharmaka zwar eine untergeordnete Rolle, jedoch wird die Diffusion auch niedermolekularer Pharmaka dann wesentlich behindert, wenn eine lockere oder gar feste Verbindung an Proteinen zustande kommt.

Niedermolekulare apolare Verbindungen permeieren noch rascher durch die Kapillarwand als polare, dies gilt auch bereits für Verbindungen von polar-apolarem Charakter, wie Urethan und Paraldehyd, wobei sich die Geschwindigkeiten proportional zum Öl/Wasser-Verteilungskoeffizienten abstufen. Diese Verbindungen gelangen nicht nur durch das intrazelluläre Porensystem, sondern hauptsächlich durch die Lipidmembran, also transzellulär, in den Interstitialraum. Zusammenfassend kann gesagt werden, daß *sich sowohl polare als auch apolare Pharmaka rasch, d. h. innerhalb weniger Minuten zwischen Blutplasma- und Interstitialraum verteilen.* Eine Ausnahme von dieser Regel bildet das Zentralnervensystem (ZNS). Hier gelten Besonderheiten, die in der Morphologie der Hirnkapillaren zu suchen sind.

Permeation von Pharmaka durch die Blut-Hirn-Schranke. Eine Anzahl von Pharmaka, die in peripheres Gewebe gut eindringen können, sind nicht oder nur unzureichend fähig, in das Nervengewebe zu diffundieren. Bereits zu Beginn dieses Jahrhunderts war Mitarbeitern aus dem Arbeitskreis von P. EHRLICH bei tierexperimentellen Untersuchungen mit Vitalfarbstoffen aufgefallen, daß sich nach intravenöser Applikation des wasserlöslichen Trypanblau alle Organe mit Ausnahme des ZNS an-färben. Später wurde bestätigt, daß ganz allgemein *polare Verbindungen,* wie Ferrozyanid, Curare und Adrenalin *in den Hirnkapillaren zurückgehalten* werden, während apolare Stoffe, wie Strychnin, Morphin und Atropin rasch vom Blut ins Gehirn übertreten.

Die Blut-Hirn-Schranke konnte inzwischen lokalisiert und morphologisch aufgeklärt werden. Das Kapillarenendothel ist von einer dichten Gliazellhülle umgeben, die die eigentliche Barriere darstellt. Im Gegensatz zu den peripheren Kapillaren sind die Spalträume zwischen den Endothelzellen verwachsen, und der effektive Porenradius ist wesentlich kleiner (< 1 nm). Die Permeabilität der ZNS-Kapillare wird daher hauptsächlich durch die Eigenschaften einer Zellmembran (Gliazelle) charakterisiert. Deshalb sind für die Permeabilität die Merkmale zu erwarten, die für Lipidmembranen typisch sind.

Tabelle 1

Permeationsgeschwindigkeit verschiedener Pharmaka durch die Blut-Liquor-Schranke des Hundes und Verteilungskoeffizienten dieser Pharmaka in einfachen Zweiphasensystemen (nach RAAFLAUB)

Pharmakon	Permeations-konstante P'	Verteilungskoeffizienten	
		Chloroform/ Puffer pH 7,4	Heptan/ Puffer pH 7,4
Thiopental	0,50	102	0,95
Dimethylaminoantipyrin	0,25	73	0,15
Pentobarbital	0,17	28	0,04
Antipyrin	0,12	28	0,04
Chinin	0,078	57	0,02
Barbital	0,026	2,0	0,005
N-Acetylaminoantipyrin	0,012	1,5	0,004
Salizylsäure	0,006	0,2	0,001
Sulfoguanidin	0,003	0,03	$< 0,001$
N-Methylnicotinamid	0,0005	0,02	$< 0,001$
Hexamethonium	$< 0,001$	$< 0,001$	$< 0,001$

Ausführlichere physiko-chemische Untersuchungen haben bestätigt, daß die Passage von Pharmaka aus dem Blut in den zerebralen Interstitialraum recht genau den Gesetzmäßigkeiten der *Diffusion* niedermolekularer Verbindungen durch eine *Lipidmembran* gehorcht. Die für Lipidmembranen bestehende Korrelation zwischen Permeabilitätskoeffizient und Verteilungskoeffizient in Zweiphasensystemen kommt in der Tab. 1 gut zum Ausdruck.

Außer der Blut-Hirn-Schranke existiert noch die *Blut-Liquor-Schranke*. Beide unterscheiden sich nur durch die Besonderheiten der Zellmembranen von Glia- und Plexusepithelzellen. Die Abb. 19 zeigt die Diffusionsbarrieren für den Stofftransport im ZNS. Eine Verschiebung der pharmakodynamischen Wirkung, mehr peripher oder zentral kann folglich durch chemische Modifikationen von Pharmakamolekülen mit polaren oder apolaren Gruppen erreicht werden. Ein Beispiel ist die Vermeidung sedativer Wirkungen bei Antihistaminika.

Permeation von Pharmaka durch die Zellmembran. Das diffusionsbehindernde Strukturelement bei der Verteilung von Pharmaka zwischen Extrazellulär- und Intrazellulärraum ist die Zellmembran. Auf die allgemeinen Aspekte

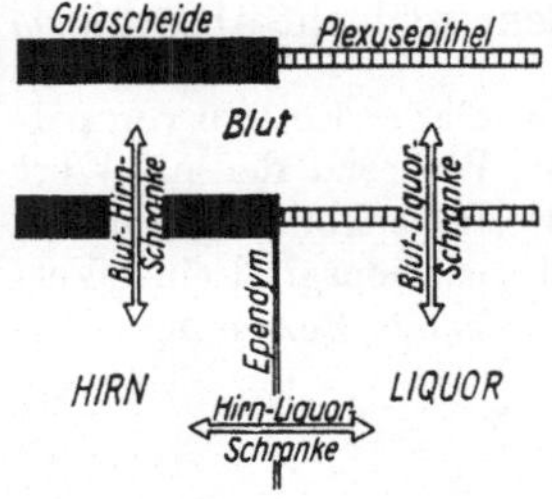

Abb. 19. Diffusionsbarrieren bei der Stoffbewegung im ZNS. (Nach SCHELER)

der Permeabilität wurde bereits oben eingegangen. Hier sollen noch kurz zwei Prozesse betrachtet werden, die für die globale Pharmakokinetik eines Arzneistoffes wichtig sind und in denen die Diffusion eine maßgebliche Rolle spielt: Die *Absorption* eines Pharmakons aus dem Magen-Darm-Kanal und die *Reabsorption* des glomerulär filtrierten Pharmakons aus den Nierentubuli während der Harnkonzentrierung.

Für die *gastroenterale Absorption* von Pharmaka wurde durch tierexperimentelle Studien nachgewiesen, daß die Permeation durch die enterale Mucosa im wesentlichen durch transzelluläre Diffusion erfolgt, also die Lipidlöslichkeit des Pharmakons seine Absorptionsgeschwindigkeit entscheidend beeinflußt. Entsprechend den Verteilungskoeffizienten in einfachen Zweiphasensystemen lassen sich daher die Pharmaka grob einteilen in rasch, mäßig rasch, langsam und nicht absorbierte Verbindungen (vgl. Tab. 3). Außerdem ist der Einfluß des pH-Wertes des gastroenteralen Milieus und des pK-Wertes des Pharmakons erheblich: da Pharmaka häufig schwache Säuren oder Basen sind, variiert die Konzentration des nichtionisierten Pharmakons beträchtlich, jedoch nur die nichtionisierte Form kann durch die Lipidbarriere diffundieren. Es wurde gefunden, daß Pharmakonsäuren um so rascher absorbiert werden, je saurer das enterale Milieu ist und umgekehrt bei Pharmakonbasen nimmt die Absorptionsgeschwindigkeit mit ansteigendem pH-Wert zu. Starke Säuren und starke Basen werden nicht oder sehr schlecht absorbiert.

Am Beispiel der *gastralen Absorption* soll der Einfluß von pH- und pK-Wert näher erläutert werden. Während der pH-Wert der negative Logarithmus der Wasserstoffionenkonzentration ist, gibt der pK-Wert analog dazu den Dissoziationsgrad einer Verbindung an. Zwischen beiden besteht folgende Beziehung:

$$\mathrm{pH} = \mathrm{pK} + \log \frac{\alpha}{1 - \alpha},$$

wobei α der dissoziierte und $1 - \alpha$ der nichtdissoziierte Anteil eines Elektrolyten ist. D. h. daß z. B. Blausäure (pK = 9,2) bei einem pH-Wert von 9,2 zur Hälfte als nichtdissoziierte HCN und zur Hälfte als CN^--Anion vorliegt (log 0,5/0,5 = log 1 = 0, daraus folgt pH = pK. Unter den Bedingungen des Blut-pH = 7,4 oder gar des Magensaft-pH $\approx$ 1 existiert die Blausäure praktisch nur als nichtdissoziierte und daher gut lipidlösliche Säure.

Das Magenepithel ist für lipidlösliche Arzneimittel permeabel. Die Besonderheit der gastralen Absorption besteht in dem niedrigen pH-Wert des Magensaftes. Das Magenepithel bildet somit eine Art Lipidmembran zwischen zwei wässrigen Phasen mit pH-Werten $\approx$ 1 und 7,4. Für nichtdissoziierte Formen einer Substanz stellt sich zwischen Magensaft und Plasma durch Diffusion sehr rasch ein Gleichgewicht ein. Für den dissoziierten Anteil ist die Magenschleimhaut weitgehend undurchdringlich. *So-*

mit sind der pH-Wert des Magensaftes und der pK-Wert des Arzneimittels die entscheidenden Faktoren für die Verteilung der Substanz auf Magensaft und Plasma. Schwache Basen, z. B. Amidopyrin, werden im Magensaft zurückgehalten, dies gilt sogar für die nichtgastrale Applikation, wie für Morphin gezeigt werden konnte. Für basische Arzneimittel wurde ein maximales

	Magensaft pH 1,0		Blut pH 7,4	
Salizylsäure pK 3,0	1	Salizylsäure	Salizylsäure	1
		⇅	⇅	
	0,01	Salizylatanion	Salizylatanion	25 000
	1,01	gesamt	gesamt	25 001
Amidopyrin pK 5,0	1	Amidopyrinbase	Amidopyrinbase	1
		⇅	⇅	
	10 000	Amidopyrinkation	Amidopyrinkation	0,004
	10 001	gesamt	gesamt	1,004

Abb. 20. Einfluß von pH-Wert und pK-Wert auf die Verteilung eines Pharmakons zwischen Magensaft und Plasma. (Nach SCHELER)

Magensaft/Plasmaverhältnis von 40 gefunden, obgleich die theoretischen Werte höher liegen. Die Abb. 20 zeigt an zwei charakteristischen Stoffen die Verteilung zwischen Magensaft und Plasma. Da also für die gastrale Absorption der pH-Wert des Magensaftes entscheidend ist, diese aber leicht zu beeinflussen ist, muß mit starken Schwankungen der Verteilungsverhältnisse gerechnet werden.

Ein im Blut zirkulierendes Arzneimittel wird prinzipiell immer mit dem Harn eliminiert, jedoch in quantitativ recht unterschiedlicher Weise. Für den *Stoffaustausch in der Niere* sind drei Hauptmechanismen verantwortlich: 1. *Filtration* aus den Glomerulumkapillaren, 2. *Sekretions-* bzw. *Exkretionsprozesse* durch die Tubulusepithelzellen und 3. *Reabsorptionsvorgänge* durch die gleichen Zellen (s. Abb. 21).

Die Glomerulumkapillaren sind im Vergleich zu den

peripheren Muskelkapillaren hochporös, der Porenflächen-
anteil wird auf 4—10% geschätzt. (Muskelkapillaren etwa
0,1%). Es werden sowohl lipidunlösliche als auch lipidlösliche Pharmaka filtriert, selbst gewisse makromoleku-
lare Stoffe gelangen in das Glomerulumfiltrat. Dabei ver-

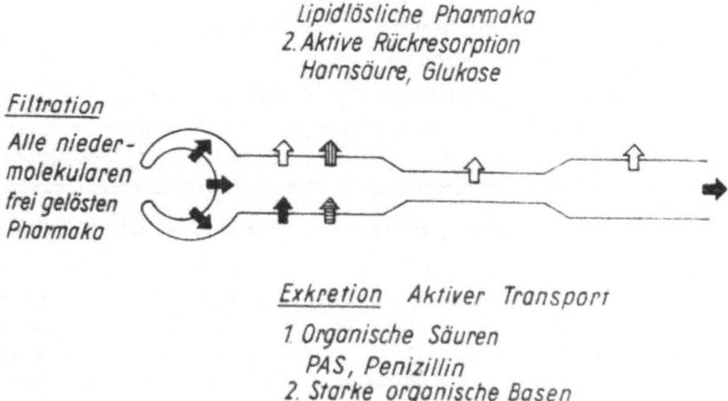

Abb. 21. Zusammenwirken verschiedener Mechanismen bei der renalen Stoffbewegung. (Nach SCHELER)

läuft die renale Elimination so, daß das Pharmakon proportional zur freien Plasmakonzentration zunächst glomerulär filtriert wird und dann im Verlauf der tubulären
Passage entsprechend dem durch Wasserabsorption sich
bildenden Konzentrationsgefälle zwischen Tubulusharn
und Blutplasma reabsorbiert wird. Von den 130 ml · min^{-1}
filtrierten Harn, dessen Pharmakonkonzentration anfangs
dem Plasmawasser entspricht, werden 129 ml · min^{-1} reabsorbiert. Der Rückdiffusion stehen als Barrieren die
Tubulusepithelzellen und die Wand der peritubulären
Kapillaren entgegen. Da die Passagezeit nur etwa 1 min
beträgt, kann ein Konzentrationsausgleich zwischen Tubulusharn und Kapillarblut nur für solche Substanzen erreicht werden, die gut lipidlöslich sind bzw. rasch trans-

zellulär diffundieren. Substanzen, die schlecht lipidlöslich sind, werden daher trotz des großen Konzentrationsgefälles nicht oder nur geringfügig reabsorbiert. Hierher gehören die in der Nierenfunktionsanalyse gebräuchlichen Diagnostika, wie Inulin oder Kreatinin. Die Mehrzahl der Pharmaka verfügt über gute bis ausreichende Lipidlöslichkeit, sie unterliegen daher einer starken Rückdiffusion aus dem Tubuluslumen in das peritubuläre Kapillarblut.

Tabelle 2

Verteilungskoeffizienten von Pharmaka in einfachen Zweiphasensystemen und Elimination dieser Pharmaka in unveränderter Form mit dem Harn beim Menschen (nach RAAFLAUB)

Pharmakon	Verteilungskoeffizienten		Elimination des unveränderten Pharmakons im 24-Stunden-Harn beim Menschen (in % der Dosis)
	Chloroform/ Puffer pH 7,4	Heptan/ Puffer pH 7,4	
Thiopental	102	0,95	0,3%
Dimethylamino-antipyrin	73	0,15	ca. 3%
Pentobarbital	28	0,04	ca. 1%
Antipyrin	28	0,04	ca. 5%
Chinin	57	0,02	7—15%
Barbital	2,0	0,005	65—90%
Salizylsäure	0,2	0,001	10—30%
Sulfoguanidin	0,03	0,001	ca. 60%
Hexamethonium-bromid	0,001	0,001	90 — 100%

Wie die Tab. 2 zeigt, korreliert das Ausmaß der tubulären Reabsorption bzw. die Elimination des unveränderten Pharmakons ebenfalls mit dem Verteilungskoeffizienten in Zweiphasensystemen: Die Harnfähigkeit von Pharmaka nimmt mit abnehmender Lipidlöslichkeit zu.

Einen zusammenfassenden Überblick über die Beziehungen zwischen Lipidlöslichkeit und pharmakokinetischem Verhalten gibt die Tab. 3.

Abschließend kann gesagt werden, daß für den passiven Transport von Arzneimitteln durch biologische Membra-

Tabelle 3

Gruppierung von **Pharmaka** nach **Lipidlöslichkeit** und pharmakokinetischem Verhalten (nach RAAFLAUB)

Physikalisch-chemische Eigenschaften

Lipidlöslichkeit	klein	mittel	groß
Polarität	**stark polar**	mäßig polar	apolar
Verteilungskoeff. in n-Heptan/ Puffer pH 7,4	$< 0{,}001$	$0{,}001 - 0{,}1$	$> 0{,}1$
Verteilungskoeff. in Chloroform/ Puffer pH 7,4	$< 0{,}2$	$0{,}2 - 20$	> 20

Pharmakokinetische Eigenschaften

Enterale Absorption	schlecht	gut	gut (evtl. limitiert durch Löslichkeit
Permeation durch Blut/Gehirn-Schranke	nicht bzw. sehr langsam	mäßig rasch	rasch
Elimin. des unverändert. Pharmakons im Harn	größtenteils (nach parent. Appl.)	teilweise	nicht bzw. spurenweise
Metabolisierung	gering	teilweise	nahezu vollständig
Eliminations-Halbwertszeit $t_{1/2}$	kurz (< 3 Stunden)	kurz bis mittellang (mehrere Stunden)	lang ($> 1/2$ Tag)
Beispiele	Curarealkaloide (Tubocurarin) Ganglienblocker (Hexamethonium) Methylatropin Guanidinderivate (Streptomycin)	Chinin Antipyrin Atropin Barbital Salizylsäure Tolbutamid	Phenylbutazon Chloroprothixen Diazepam Thiopental Pentobarbital Benztropin

nen 3 Grundregeln gelten:

1. Kleine Moleküle diffundieren leichter als große, wobei die „Größe" eines Wirkstoffmoleküls von seiner Bindung an andere Moleküle abhängt,

2. lipidlösliche Substanzen diffundieren leichter als lipidunlösliche und

3. nichtionisierte Substanzen diffundieren leichter als ionisierte.

3. Theoretische Pharmakokinetik

3.1. Modellentwicklung in der Pharmakokinetik

Die Wirkung eines Pharmakons im menschlichen Organismus hängt davon ab, welche Mengen des Wirkstoffes an den Wirkungsort (Biophase) gelangen und wie lange sie dort verbleiben. Menge und Verweildauer eines Pharmakons in der Biophase sind damit entscheidend für den therapeutischen Erfolg. Beide Größen sind jedoch meist einer direkten Messung nicht zugänglich, sondern sie hängen in komplizierter Weise von der Höhe der Dosis und der Applikationsart ab. Der Absorption eines Wirkstoffes überlagern sich gleichzeitig die Vorgänge der Verteilung, Metabolisierung und Ausscheidung. Angestrebt wird eine optimale Dosierung in dem Sinne, daß am Wirkungsort das therapeutische Niveau erreicht wird, ohne daß dabei die Konzentration in den Bereich toxischer Wirkungen gelangt. Damit stellt die Kinetik eines Pharmakons, also sein Konzentrations-Zeitverlauf, die Voraussetzung für die Entfaltung seiner Wirkung dar. Die quantitative Beschreibung der Kinetik von Arzneimitteln durch mathematische Modelle hat sich in der Vergangenheit in vielen Fällen bewährt.

Während sich die Pharmakokinetik hauptsächlich mit den Konzentrationsverläufen in den Körperflüssigkeiten beschäftigt, versucht die Pharmakodynamik das Zustandekommen einer Wirkung auf Grund einer bestimmten Konzentration in der

Biophase zu erklären. Die Abb. 22 zeigt das Ineinandergreifen
von Pharmakokinetik und Pharmakodynamik. Eine applizierte
Dosis D erzeugt zunächst im Blut einen bestimmten Blutspiegel
c_1, der zu einem Gewebespiegel c_2 führt. Vom Gewebe gelangt
der Wirkstoff in ein Rezeptor-Kompartment (Biophase). Die

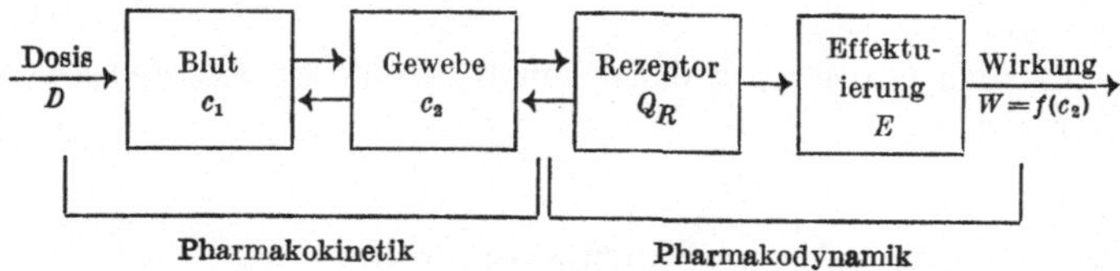

Abb. 22. Schema des Zusammenwirkens von Pharmakokinetik und Pharmakodynamik

Bindung an den Rezeptor ist der erste Teilschritt einer noch
völlig ungeklärten Reaktionsfolge (Effektuierung E), die zur
Auslösung der pharmakologischen Wirkung W führt. Als Ergebnis der Bindung werden die Konformation und Elektronenver-
teilung sowohl des Pharmakons als auch des Rezeptors verändert.
Für die Wechselwirkung zwischen Wirkstoff und Rezeptor nimmt
man an, daß 1. die Bildung des Komplexes proportional zur
Biophasekonzentration, z. B. zurGewebekon zentration c_2, erfolgt
(wenn n-Moleküle gebunden werden, besteht eine Proportionalität zu $c_2{}^n$) und 2. die Dissoziation des Komplexes proportional
zur Anzahl der vorhandenen Komplexe ist. Mit diesen Annahmen
ergibt sich das deterministische *Grundmodell der Pharmakodynamik*, das die zeitliche Änderung der Anzahl der Wirkstoff-
Rezeptor-Komplexe beschreibt:

$$\dot{Q}_R = k_1 c_2{}^n (Q - Q_R) - k_2 Q_R.$$

Q_R = Anzahl der Wirkstoff-Rezeptor-Komplexe,
Q = Gesamtzahl der verfügbaren Rezeptoren,
k_1, k_2 = Assoziations — bzw. Dissoziationskoeffizient.

Wenn die Gewebekonzentration als konstant angesehen wird,
erreicht Q_R assymptotisch ein Gleichgewicht Q_{RG}. Die relative
Wirkung kann durch die Rezeptorensättigung, also durch den
Quotienten Q_{RG}/Q ausgedrückt werden, der sich zu

$$\frac{Q_{RG}}{Q} = \frac{c_2{}^n}{K + c_2{}^n} \quad \text{mit} \quad K = \frac{k_2}{k_1}$$

ergibt. Dies ist aber für $n = 1$ die hyperbolische MICHAELIS-MENTEN-Kinetik (vgl. Abb. 6), die in logarithmischer Darstellung (vgl. Abb. 7) die bekannte logarithmisch-lineare Dosis-Wirkungsbeziehung ergibt.

Für eine erfolgreiche Entwicklung pharmakokinetischer Modelle ist eine enge Wechselwirkung zwischen experimenteller und theoretischer Systemanalyse notwendig. Im Blut, in Geweben und in Exkreten werden die Mengen eines Pharmakons und seiner Abbauprodukte als Funktion der Zeit gemessen. Man versucht, durch eine mathematische Auswertung dieser primären pharmakokinetischen Daten über eine bloße Beschreibung des Sachverhaltes hinauszukommen. Mit geeignet formulierten kinetischen Modellen gelingt nicht nur eine *Datenreduzierung* und *mathematische Beschreibung* der gemessenen Konzentrations-Zeitverläufe, sondern auch eine *Vorhersage* über den zeitlichen Verlauf der Wirkstoffkonzentration in schwer zugänglichen Kompartimenten, oder bei Mehrfachapplikation.

In dem Schema der Abb. 23 sind die einzelnen Stufen der *dynamischen Systemanalyse* dargestellt. Im Rahmen der pharmakokinetischen Untersuchungen ist das dynamische System meistens der Gesamtorganismus. Es können aber auch Teile davon gesondert betrachtet werden. Durch die experimentelle und theoretische Systemanalyse sollen Einsichten in die Dynamik des Systems im Rahmen der Fragestellung gewonnen werden. Es soll ein mathematisches Modell entwickelt werden, welches einer Überprüfung an der Realität standhält und sich in der pharmakologischen Praxis bewährt.

Was kann von der Modellierung pharmakokinetischer Probleme erwartet werden? Die Erwartungen an ein pharmakokinetisches Modell lassen sich mit drei Begriffen zusammenfassen: Beschreibung, Vorhersage und Erkenntnis. Die mathematische Beschreibung soll zunächst helfen, die Datenfülle zu reduzieren und das Verhalten des Pharmakons im Organismus durch wenige pharmakokinetische Parameter zu charakterisieren. Diese Parameter ermöglichen einen quantitativen Vergleich von verschiedenen

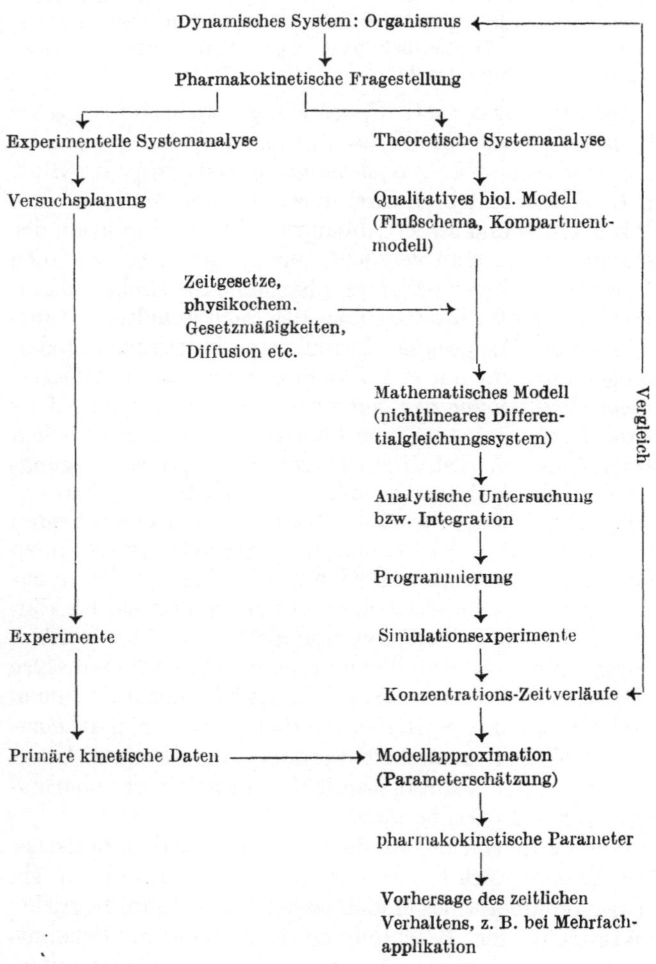

Abb. 23. Schema der dynamischen Systemanalyse bei pharmakokinetischen Untersuchungen

Probanden/Patienten einerseits und von unterschiedlichen Wirkstoffen, Applikationsarten und galenischen Zubereitungen andererseits. Gegenüber der einfachen Beschreibung stellt die Forderung, daß die pharmakokinetischen Parameter biologisch interpretierbar sein sollen, eine wesentliche Verschärfung dar. Mit der Frage der Interpretierbarkeit der Modellparameter hängt auch die Möglichkeit zur Vorhersage eng zusammen. Formale mathematische Modelle, die auf der Beschreibung von Meßdaten, z. B. durch Polynome oder Spline-Funktionen, beruhen, scheiden damit aus, obwohl mitunter eine bessere Anpassung einer Datenreihe als mit einem kausalen kinetischen Modell möglich ist.

Die Entwicklung von prädiktiven, kausalen kinetischen Modellen, die Einblick in das biologische Geschehen vermitteln, muß mit der Formulierung eines *qualitativen biologischen Modells* beginnen. Dieses Modell kann nur von Pharmakologen selbst erstellt werden, es muß die wesentlichen Elemente und Relationen des realen Systems in einer möglichst schematischen bildhaften Form, z. B. in Gestalt von *Flußgleichungen* oder *Blockschaltbildern*, widerspiegeln. Dabei fließen Literaturergebnisse, eigene Erfahrungen und die Ergebnisse erster Experimente ein. Das qualitative biologische Modell muß in ein quantitatives mathematisches übersetzt werden. Hier beginnen meist die ersten Schwierigkeiten für den experimentellen oder klinischen Pharmakologen. Es muß jedoch betont werden, daß dieser Schritt so bedeutungsvoll für den Erfolg der gesamten Untersuchung ist, daß diese Aufgabe vom Pharmakologen selbst und nicht vom Mathematiker allein vollzogen werden sollte. Denn nur der Pharmakologe selbst kann die Zulässigkeit bestimmter Annahmen oder Vereinfachungen beurteilen und letztlich muß er die Ergebnisse der Modellierung bewerten.

Man beginnt gewöhnlich mit einem *Minimalmodell* (Ein-Kompartment-Modell), welches dann iterativ verbessert wird. Für die Formulierung des mathematischen Modells werden im wesentlichen Kenntnisse der Zeitgesetze biologischer Vorgänge, Massenbilanzen und physikochemische Gesetzmäßigkeiten, wie Diffusion usw., benötigt. Im vorhergehenden Abschnitt wurde gezeigt, wie mit einfachen Regeln zu einem Flußschema, welches bereits das pharmakokinetische Grundmodell darstellt, das mathematische Modell abgeleitet und geprüft werden kann. Die nächste Stufe der Modellentwicklung wird im allgemeinen die Hilfe eines Theoretikers (Mathematiker, Physiker) erforderlich machen. Die *Untersuchung des mathematischen Modells* mit den Hilfsmitteln der mathematischen Analysis schließt bei nichtlinearen Systemen die Stabilitätsanalyse und Bestimmung der stationären Zustände, bei linearen Differentialgleichungssystemen die analytische Integration (z. B. mit Hilfe des Apparates der LAPLACE-Transformation), ein. Ferner geht es um die Ermittlung der Parameterbereiche, in denen die nachfolgenden *Computersimulationen* durchgeführt werden sollen. Bei einfachen linearen Systemen, oder wenn ausreichende Kenntnisse über das Modellverhalten bereits vorhanden sind, kann diese Stufe umgangen und sofort mit der Simulation auf einem Rechner begonnen werden.

Die in den letzten Jahren geschaffenen problemorientierten Programmiersprachen gestatten es dem Anwender, auch ohne Spezialkenntnisse in numerischer Mathematik Simulationsexperimente durchzuführen. Für pharmakokinetische Modelle stellt insbesonders auch der Analogcomputer ein einfach zu handhabendes Gerät mit hoher Anschaulichkeit dar. Das *Simulationsexperiment* gibt dem Untersucher die Möglichkeit, das Modellverhalten mit der Realität zu konfrontieren, d. h., mit dem gesamten Wissen und den Erfahrungen des Untersuchers, sowie dem kinetischen Verhalten und den experimentellen Daten aus der experimentellen pharmakokinetischen Systemanalyse. Dabei ist vor allem der interaktive Dialogverkehr mit dem Computer notwendig, er macht es möglich, jederzeit Korrekturen am Modell anzubringen und deren Konsequenzen sofort zu überprüfen.

Als Ergebnis der zyklischen Modellfindungsphase erhält man ein *adäquates pharmakokinetisches Modell*, das die vorliegenden experimentellen Daten hinreichend gut approximiert. Das Ziel der *Modellapproximation* ist die Ermittlung des dazugehörigen *pharmakokinetischen Parametersatzes* (optimaler Parametersatz). Dafür werden automatische *Parametersuchstrategien* benötigt, die eine Zielfunktion (häufig die Summe der Abweichungsquadrate zwischen den Meßwerten und der Modellkurve) minimieren. Solche Optimierungsverfahren für Differentialgleichungen beanspruchen in der Regel Großrechner. Geeignete Programmsysteme zur automatischen Auswertung pharmakokinetischer Daten stehen seit einigen Jahren zur Verfügung. Die Auswertung pharmakokinetischer Daten kann jedoch bereits mit einfachen Hilfsmitteln beginnen (halblogarithmisch geteiltes Papier) und je nach Umfang des Problems bis hin zum Großrechner notwendig sein. Dies wird an einem Beispiel im Abschnitt 4.3 ausführlich dargestellt.

Die Verflechtung von experimenteller und theoretischer Systemanalyse in der Pharmakokinetik ist auf allen Bearbeitungsstufen notwendig. In Verbindung mit dem optimalen pharmakokinetischen Parametersatz kann ein Modell nicht nur Berechnungen für experimentell schwer zugängliche Kompartimente oder Belastungssituationen ermöglichen, sondern auch für die *Erarbeitung einer optimalen Applikations- und Dosierungsstrategie* eingesetzt werden. Auf diese Weise kann die Erarbeitung pharmakokinetischer Modelle sowohl für die Arzneimittelentwicklung, als auch für die Pharmakotherapie wichtige Beiträge liefern.

3.2. *Pharmakokinetische Grundbegriffe*

3.2.1. *Eliminationsgeschwindigkeit, Verteilungsvolumen und Clearance*

Zur Erläuterung dieser wichtigen Begriffe soll von einem Gedankenexperiment ausgegangen werden: dem sogenannten *pharmakokinetischen Grundversuch*. Er besteht

darin, daß eine bestimmte Menge eines Pharmakons intravasal appliziert wird und eine augenblickliche ideale
Durchmischung im Verteilungsvolumen erfolgt. Die applizierte Dosis D, etwa in mg, ist gleich der Menge $M(0)$, die
sich zum Zeitpunkt $t = 0$ im Organismus befindet. Unmittelbar nach der Applikation beginnt die *Elimination*.
Im Begriff der Elimination sind alle Prozesse zusammengefaßt, die zu einer Abnahme der im Körper vorhandenen
Menge des Fremdstoffes führen. Zu verschiedenen Zeit-
punkten t_i wird die jeweils noch vorhandene Menge im
Organismus $M(t_i)$ bestimmt. Daraus läßt sich der Diffe-
renzenquotient $\Delta M/\Delta t$, bzw. für hinreichend kleine Zeitintervalle der Differentialquotient $\mathrm{d}M/\mathrm{d}t$, berechnen.
$\mathrm{d}M/\mathrm{d}t$ ist ein quantitatives Maß für die *Eliminationsgeschwindigkeit*. Um jedoch eine von der jeweiligen Menge
unabhängige, vergleichbare Größe zu erhalten, bezieht
man die Eliminationsgeschwindigkeit $\mathrm{d}M/\mathrm{d}t$ auf die jeweils noch nicht eliminierte Menge $M(t)$:

$$\frac{\dfrac{\mathrm{d}M}{\mathrm{d}t}}{M(t)} = -K_E(t) \quad \text{oder} \quad \frac{\dfrac{\mathrm{d}C}{\mathrm{d}t}}{C(t)} = -K_E(t). \tag{3.1}$$

Nach Gl. (3.1) bedeutet K_E denjenigen Bruchteil, der im
Organismus jeweils vorhandenen Arzneimittelmenge, der
pro Zeiteinheit, z. B. pro Stunde, eliminiert wird.

K_E wird deshalb als *spezifische Eliminationsgeschwindigkeit*
bezeichnet. Die durch Gl. 3.1 definierte spezifische Eliminationsgeschwindigkeit ist eine rein *phänomenologische Größe*, die ohne
Zuhilfenahme eines Modells ermittelt werden kann. Da in der
Literatur solche phänomenologischen Größen und *Modellgrößen*
nicht immer exakt unterschieden werden, kann dies zu Irrtümern
und Mißverständnissen führen. Hier wird deshalb die spezifische
Eliminationsgeschwindigkeit mit dem Großbuchstaben K_E bezeichnet. Sie unterscheidet sich von der Geschwindigkeitskonstanten ^1k_e für die Elimination nach einem Zeitgesetz 1. Ordnung.
*Die spezifische Eliminationsgeschwindigkeit K_E ist nur dann kon-
stant und gleich ^1k_e, wenn die Elimination streng nach einem Zeitgesetz 1. Ordnung erfolgt.* Da dies in der Realität nicht der Fall

ist, stellt die Annahme eines Zeitgesetzes 1. Ordnung bereits ein erstes Modell dar. Die Unterschiede zwischen phänomenologischen pharmakokinetischen Größen und pharmakokinetischen Modellgrößen dürfen nicht verwischt werden. Nur wenn ein Zeitgesetz 1. Ordnung vorliegt, oder als Approximation des realen Vorgangs akzeptiert wird, ist man berechtigt, aus der Eliminationskonstanten ^1k_e eine konzentrationsunabhängige Eliminationshalbwertszeit auszurechnen.

Häufig wird der zeitliche Verlauf der gemessenen Konzentrationswerte $C(t_i)$ im halblogarithmischen Maßstab durch mehrere Regressionsgeraden dargestellt. Dieses Vorgehen wird auch als *„Abschälen"* („Stripping"-Verfahren) bezeichnet. Dies gelingt immer dann, *wenn am Gesamtprozeß mehrere Vorgänge beteiligt sind, deren Zeitkonstanten sich wesentlich voneinander unterscheiden.* Wenn man z. B. durch die Meßpunkte zwei Geraden hindurchlegt, und zwei Halbwertszeiten „abschält", so legt man der Auswertung ein Zwei-Kompartment-Modell zugrunde. Die dabei ermittelten pharmakokinetischen Parameter sind jedoch nur in Verbindung mit dem zugrunde gelegten Modell relevant. Dies gilt auch bezüglich des Verteilungsvolumens.

Nun soll der Begriff des *Verteilungsvolumens* näher erläutert werden. Das Verteilungsvolumen ist ebenfalls zunächst eine phänomenologische Größe, die als Proportionalitätsfaktor bestimmt werden kann. Die applizierte Dosis $D = M(0)$ wird zu einer bestimmten Plasmakonzentration $C(0)$ führen. Es ist leicht einzusehen, daß diese Plasmakonzentration C um so größer sein wird, je größer D ist, bzw. umgekehrt um so kleiner, je größer das Volumen V ist, auf das sich die Substanz verteilt. Dieses Verteilungsvolumen nach der intravasalen Applikation wird in der Regel nicht mit dem *Plasmavolumen* identisch sein, da sich in Abhängigkeit von der applizierten Substanz ein *Diffusionsgleichgewicht mit anderen Körperflüssigkeiten einstellt.* In dem Gedankenexperiment war vorausgesetzt worden, daß sich das Diffusionsgleichgewicht in den infrage kommenden (durch die Substanz determinierten)

Körperflüssigkeiten sehr rasch einstellt. Dazu müssen wir fordern, daß die dafür notwendige Zeit $T \ll 1/K_E$ ist. Unter dieser Voraussetzung ist das Verteilungsvolumen V definiert durch den Faktor, der nach Multiplikation mit $C(0)$ gerade $M(0)$ ergibt:

$$M(0) = VC(0) \quad \text{bzw.} \quad V = \frac{M(0)}{C(0)}. \qquad (3.2)$$

Meistens muß die nicht meßbare Anfangskonzentration $C(0)$ durch Extrapolation bestimmt werden. Dieser Wert wird als *fiktive Anfangskonzentration* bezeichnet. Das *Verteilungsvolumen* ist daher für die meisten Substanzen ebenfalls nur eine *fiktive Größe*. Wenn z. B. ein Teil der Substanz durch *Eiweißbindung* verlorengeht, wird die sich einstellende Konzentration $C(0)$ kleiner sein, und man errechnet ein größeres Verteilungsvolumen als tatsächlich vorhanden. Das gleiche gilt für den sogenannten Verteilungs- oder *Distributionskoeffizienten*, der durch den Quotienten

$$\frac{\text{Verteilungsvolumen}}{\text{Körpermasse (Körpervolumen)}} = \Delta$$

definiert ist. Für eine Reihe von Substanzen werden Werte über 1,0 bestimmt. Das heißt, das Verteilungsvolumen scheint größer als das Gesamtkörpervolumen zu sein. Für Vergleiche von Verteilungsvolumina müssen die Werte unter Steady-State-Bedingungen ermittelt werden.

Durch geeignete Testsubstanzen, die sich vorwiegend in bestimmten Körperflüssigkeiten verteilen (z. B. Äthanol, Antipirin verteilen sich im Ganzkörperwasser), können das *Plasmavolumen*, das *extrazelluläre Flüssigkeitsvolumen* (*ECF*) und das *Ganzkörperwasser* (*GKW*) zu etwa 3 l, 12 l und 30—40 l bestimmt werden. Das *intrazelluläre Flüssigkeitsvolumen* (*ICF*) kann als Differenz

$$ICF = GKW - ECF$$

bestimmt werden. Die Bestimmung des Verteilungsvolumens ist von besonderer Wichtigkeit, weil die Konzen-

d. h. als die auf die jeweilige Plasmakonzentration $C(t)$ bezogene Eliminationsgeschwindigkeit $\mathrm{d}M/\mathrm{d}t$ einer Substanz. Sie wird gewöhnlich in $l \cdot h^{-1}$ oder $ml \cdot \min^{-1}$ angegeben.

Die zum Zeitpunkt t eliminierte Menge $M_E(t)$ ergibt sich durch Integration von (3.4):

$$M_E(t) = \int_0^t Cl_{\text{tot}} C(t)\,\mathrm{d}t. \tag{3.6}$$

Unter der Voraussetzung, daß die Clearance-Funktion eine Konstante ist, kann Cl_{tot} vor das Integral geschrieben werden:

$$M_E(t) = Cl_{\text{tot}} \int_0^t C(t)\,\mathrm{d}t. \tag{3.7}$$

Wenn im pharmakokinetischen Grundversuch die Konzentration $C(t)$ solange messend verfolgt wird, bis sie praktisch Null geworden ist, ist die gesamte applizierte Dosis eliminiert, und es gilt

$$M_E = D = Cl_{\text{tot}} \int_0^\infty C(t)\,\mathrm{d}t. \tag{3.8}$$

Das Integral ist aber nichts anderes als die *Fläche F zwischen der Konzentrationskurve und der Zeitachse* (AUC — area under the curve), die mit einfachen Hilfsmitteln graphisch bestimmt werden kann. Damit erhält man

$$Cl_{\text{tot}} = \frac{D}{F} = \frac{D}{AUC}. \tag{3.9}$$

Diese Beziehung besagt, daß die Clearance-Konstante im Prinzip aus der Fläche der Konzentrations-Zeitkurve und der applizierten Dosis bestimmt werden kann. Sofern man eine lineare Eliminationskinetik voraussetzen kann, ist die Beziehung (3.9) modellunabhängig. Gewisse Schwierigkeiten ergeben sich bei der Berechnung der Clearance-

Konstanten bei nicht intravasal applizierten Pharmaka, weil hier zusätzlich die Absorption berücksichtigt werden muß. Die Clearance-Funktion ist jedoch nicht mehr konstant, sondern dosisabhängig, wenn nichtlineare Effekte die Elimination beeinflussen.

3.2.2. Bioverfügbarkeit

Von einem modernen Arzneimittel wird eine entsprechende Wirkung erwartet. Bei der Entwicklung von Antibiotika, z. B. von Chloramphenikol und Oxytetrazyklin, gelangten Präparate verschiedener Hersteller auf den Weltmarkt, die bei gleicher oraler Dosis erhebliche Unterschiede in der Wirkung aufwiesen.

Es zeigte sich, daß dies auf große Unterschiede in den Serumspiegeln zurückgeführt werden konnte. Ähnliches wurde bei Herzglykosiden gefunden, die auf Grund ihrer geringen therapeutischen Breite besonders sorgfältig dosiert werden müssen. In einer 1971 veröffentlichten Studie wurden für vier Digoxinprodukte Unterschiede in der maximalen Serumkonzentration zwischen 0,3 und 2,1 Nanogramm/Milliliter gefunden. Selbst bei einem Hersteller zeigten sich Chargenunterschiede um den Faktor 5. Die darauf einsetzende Diskussion um den Begriff und die Bestimmung der sogenannten Bioverfügbarkeit führte dazu, daß jetzt in einigen Ländern vom Gesetzgeber bei der Zulassung von Arzneimitteln eine bestimmte Bioverfügbarkeit, bzw. Bioäquivalenz gefordert wird.

Die *Bioverfügbarkeit definiert* man jetzt *als die Geschwindigkeit und das Ausmaß, mit dem ein aktiver Bestandteil eines Arzneimittels absorbiert und am Wirkort verfügbar wird.* Da der Wirkort häufig nicht bekannt, oder im Experiment nicht zugänglich ist, wird von der durch viele Untersuchungen gesicherten Annahme Gebrauch gemacht, daß der *Blutspiegel* bei linearen Prozessen *ein Maß für die Bioverfügbarkeit* ist. Daraus ergibt sich die an der Praxis orientierte Definition der Bioverfügbarkeit als Geschwindigkeit und Anteil einer applizierten Menge

Wirkstoff, der in den großen Kreislauf gelangt. Die Bioverfügbarkeit ist also eine relative Größe, die in Prozent ausgedrückt wird. Bioverfügbarkeitsuntersuchungen verlangen daher einen Standard. Dies kann entweder eine intravenös applizierte, also zu 100% absorbierte Dosis desselben Arzneistoffes sein, oder ein Standardpräparat, dessen Bioverfügbarkeit bekannt ist. Im ersten Falle spricht man von der absoluten, im zweiten von der *relativen Bioverfügbarkeit*, oder von *Bioäquivalenz*.

Nach dem DOSTschen Prinzip ist als die Wirkung einer applizierten Dosis die Fläche F (das Zeitintegral der Plasmakonzentration) aufzufassen, die unabhängig vom zeitlichen Verlauf der Absorption ist (vgl. Abschnitt 3.3.7). Folglich kann aus der Fläche $F_{absorbiert}$ unter einer nach beliebiger, etwa oraler oder rektaler Applikation registrierten Konzentrationskurve und der aus dem intravenösen pharmakokinetischen Grundversuch bekannten totalen Clearance Gl. (3.9) die absorbierte Dosis D_{abs} ermittelt werden, die den großen Kreislauf vom Applikationsort kommend tatsächlich erreicht hat:

$$D_{abs} = Cl_{tot} F_{abs} \qquad (3.10)$$

Somit ergibt sich die sogenannte biologische Verfügbarkeit (bioavailability) bei nichtintravasaler Applikation:

$$biologische\ Verfügbarkeit = \frac{D_{absorbiert}}{D_{appliziert}} = Cl_{tot}\,\frac{F_{absorbiert}}{D_{appliziert}}$$

So wurden von HATTINGBERG auf diese Weise die mittleren Absorptionsquoten einiger Sulfonamide bei oraler Applikation mit etwa 95% und bei rektaler Applikation nur zu etwa 35% bestimmt.

Bei Substanzen, die überwiegend renal eliminiert werden, kann auch die über die Niere ausgeschiedene Menge als Maß für die Bioverfügbarkeit verwendet werden. Als Beispiel für eine Substanz, deren Bioverfügbarkeit sowohl über AUC als auch über die renale Ausscheidung gewertet wird, kann Digoxin dienen.

Die mit dem Dostschen Flächenprinzip ermittelte biologische Verfügbarkeit eines Medikamentes ist die Fraktion der applizierten Dosis, die das Meßkompartment erreicht. Von einer über die Leber eliminierten Substanz wird deshalb bei oraler Applikation auch der Teil als nicht verfügbar ermittelt, der nach Aufnahme in das Pfortaderblut durch die erste Leberpassage festgehalten wird („first-pass-effect"). Diese Menge kann ebenfalls modellunabhängig abgeschätzt werden, sofern keine Sättigungseffekte vorhanden sind. Beim Vorhandensein von „tiefen" Kompartimenten, aber besonders von *nichtlinearen Prozessen*, kann es zu *erheblichen Unterschieden zwischen der systemischen Bioverfügbarkeit und der Biophaseverfügbarkeit* kommen. So konnte kürzlich gezeigt werden, daß die Bioverfügbarkeit von Tetrazyklin im Menschen dosisabhängig ist. Die Bioverfügbarkeit von 250, 500 und 750 mg Kapseln nahm statistisch signifikant von 63 über 60 auf 53% ab.

3.2.3. *Kompartmentierung*

Bisher wurde ein einheitliches Verteilungsvolumen, d. h. ein einziges zentrales Kompartment, vorausgesetzt. Wenn die Voraussetzung der schnellen Gleichgewichtseinstellung nicht zutrifft, so wird die Substanz nicht homogen verteilt, sondern kompartmentiert sein. Ein einfaches Beispiel ist auf der Abb. 24 gezeigt: Das zentrale Kompartment 1

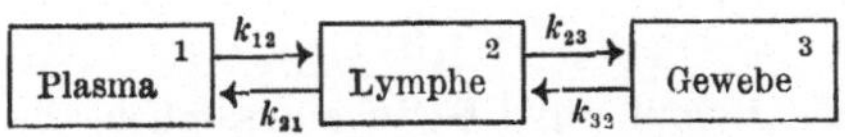

Abb. 24. Zentrales Kompartment (1) mit zwei Nebenkompartmenten (2 und 3)

(Plasma) steht über Diffusion in Verbindung mit dem Kompartment 2 (Lymphe) und über dieses mit dem Kompartment 3 (Gewebe).

Die Geschwindigkeitskonstanten für die Transportprozesse bezeichnet man häufig mit k_{ij}, wobei i das Ausgangskompartment und j das Zielkompartment darstellt. Wenn diese Geschwindigkeitskonstanten mit der Geschwindigkeitskonstanten der Elimination k_e in einer Größenordnung liegen, oder gar kleiner sind, so kann das Verteilungsvolumen nicht mehr als ein einziges Kompartment betrachtet werden. Unter einem *Kompartment* versteht man also ein Element, in dem sich die Substanz hinsichtlich ihrer Kinetik einheitlich verhält, d. h., *ein hypothetisches Volumen im Körper, in dem sich die Substanz homogen und augenblicklich verteilt und in dem keine Barrieren für die freie Diffusion vorhanden sind.*

Während die Verhältnisse auf der Abb. 24 noch einfach zu überschauen sind, weil es sich um „echte" Konzentrationen in den drei Kompartimenten handelt, ergibt sich eine wesentlich kompliziertere Situation, wenn eine Eiweißbindung mit Sättigungscharakter des Pharmakons angenommen werden muß. Diese Verhältnisse sind auf der Abb. 25 dargestellt. Wenn zu den

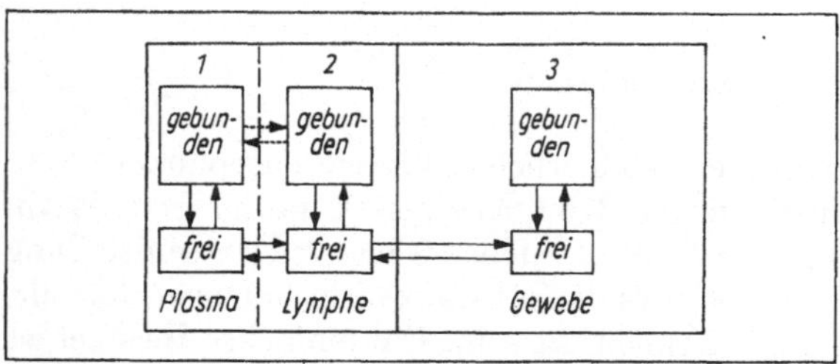

Abb. 25. Hintereinandergeschaltete Kompartimente mit Eiweißbindung. (Nach TILLEMENT et al.)

Kompartimenten Plasma, Lymphe und Gewebe zusätzlich angenommen wird, daß in jedem Kompartment eine Bindung an Proteine oder andere Substanzen möglich ist, so kann dieses System als ein 6-Kompartment-System aufgefaßt werden. Durch die Bindung wird die „echte" Konzentration der für die freie Diffusion zur Verfügung stehenden Pharmakonmoleküle reduziert. Da man die Menge der Proteine als konstant ansehen kann, ist die Zahl der Bindungsstellen für Pharmakonmoleküle begrenzt, und die Bildung des Pharmakon-Protein-Komplexes muß einer Sättigungskinetik, ähnlich der Bildung des Enzym-Substrat-Komplexes, gehorchen. Es sind folglich die Konzentrationen des freien Pharmakons im Plasmawasser und ECF-Wasser und die im Pharmakon-Plasma-Protein-Komplex sowie im Pharmakon ECF-Protein-Komplex gebundenen Mengen des Pharmakons zu berücksichtigen. Auf Grund der nichtlinearen Sättigungskinetik ist das dynamische Verhalten des Systems bei einer Störung an irgendeiner Stelle nicht ohne weiteres zu überblicken.

Beispielsweise ist eine Art Schwellenwertverhalten für die Konzentration des freien Pharmakons im Plasmawasser denkbar (vgl. Abb. 53, 54). Bei großen Bindungskonstanten werden die in das Blut eintretenden Pharmakonmoleküle sofort gebunden, und erst wenn alle Bindungsstellen besetzt sind, steigt die Konzentration des freien Pharmakons an. Erst dann kann es zu einem nennenswerten Transport in ein anderes Kompartment kommen. In Abhängigkeit von den kinetischen Parametern sind in diesem System eine Reihe weiterer unterschiedlicher dynamischer Verhaltensweisen vorstellbar.

Während man Plasmawasser und ECF-Wasser als echte Kompartimente mit definiertem Volumen auffassen kann, gilt dies für die beiden Kompartimente des gebundenen Pharmakons nicht. Durch die Bindung des Pharmakons an Proteine wird ein fiktives Verteilungsvolumen bei der experimentellen Bestimmung ermittelt, das größer ist als die Summe der beiden tatsächlich vorhandenen Flüssigkeitsvolumina.

Im Verlaufe einer Modellentwicklung wird man meist mit dem *zentralen Kompartment als Minimalmodell* beginnen, das die mit dem Plasmawasser im schnellen Gleichgewicht befindlichen Flüssigkeiten umfaßt und dann weitere echte oder fiktive Kompartimente hinzunehmen. Dabei wird jedoch immer kritisch zu prüfen sein, ob solche Erweiterungen notwendig sind und zu experimentell nachprüfbaren Resultaten führen. Modelle mit 10 und mehr Kompartimenten sind mit den Hilfsmitteln der Rechentechnik handhabbar. Allerdings hat es sich gezeigt, daß durch unterschiedliche Bedeutung und Größe die Zahl der Kompartimente für viele praktische Anwendungsfälle auf zwei bis drei reduziert werden kann. Daher ergibt sich für die Modellentwicklung in der Pharmakokinetik die

zusätzliche Forderung nach einer minimalen Anzahl von
Kompartimenten, die notwendig sind, um die Pharmakokinetik einer Substanz quantitativ in Übereinstimmung
mit der Realität zu beschreiben.

3.3.   *Ein-Kompartment-Modelle*

3.3.1.   *Ein-Kompartment-Modell mit intravenöser Injektion (Einzeldosis)*

In diesem Modell wird vorausgesetzt, daß eine Substanz
rasch intravenös injiziert wird und sich augenblicklich
und homogen in den Körperflüssigkeiten und Geweben
verteilt. Der „Körper" wird durch ein einziges Kompartment B (blood, body) mit dem scheinbaren Verteilungsvolumen V dargestellt. Eine bestimmte Menge Blut enthält dann eine Pharmakonmenge, die als repräsentativ
für den Gesamtorganismus angesehen wird. Alle Eliminationswege werden zu einem einzigen zusammengefaßt. Es
findet keine Metabolisierung des Pharmakons statt und
die Elimination erfolgt nach einem Zeitgesetz 1. Ordnung
(s. Schema in Abb. 26).

Es ist klar, daß dieses Schema, das den einfachsten
denkbaren Fall eines pharmakokinetischen Modells darstellt, nur eine grobe Näherung an die Realität ermöglicht.
Zu diesem Schema kann sofort die Differentialgleichung
und die explizite Lösung angegeben werden.

$$-\dot{b} = {}^1k_e b \quad \text{und} \quad b(t) = b(0)\, e^{-{}^1k_e t}. \qquad (3.11\,a,\ b)$$

$b(0)$ ist die Menge zum Zeitpunkt Null, die durch Injektion der Dosis D erzeugt wird, und $b(t)$ ist die Menge zu
einem beliebigen Zeitpunkt t im Organismus. Wegen der
Massenbilanz muß die Abnahme der Menge im Organismus
gleich der Zunahme der ausgeschiedenen Menge, z. B. im
Urin, sein, wenn der renale als der einzige Eliminationsweg angenommen wird. Es gilt dann $u(t) = b(0) - b(t)$

und $-\dot{b} = \dot{u}$. Daraus folgt

$$u(t) = b(0)\,(1 - e^{-^1k_e t}). \qquad\qquad (3.12)$$

Der Verlauf vom $b(t)$ und $u(t)$ für eine Eliminationshalbwertszeit von 3 Stunden ist in der Abb. 26 gezeigt. Für

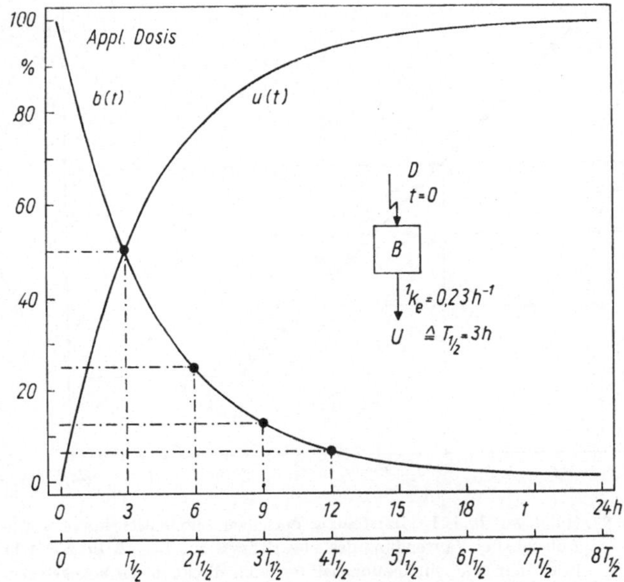

Abb. 26. Ein-Kompartment-Modell: Eliminationskurve $b(t)$ und kumulative
Menge im Urin $u(t)$ in linearer Darstellung. Der Eliminationskonstanten
$^1k_e = 0,23$ h^{-1} entspricht eine Eliminationshalbwertszeit $T_{1/2} = 3$ h.
Nach 4 $T_{1/2}$ sind nur noch 6,25% des applizierten Pharmakons im Körper vorhanden

die Konzentration im Blut gilt $c(t) = b(t)/V$. Aus einer
halblogarithmischen Auftragung (Abb. 27) von Meßwerten
$C(t_i)$ können die *Eliminationskonstante* ^1k_e aus der Neigung
und die fiktive Anfangskonzentration $c(0)$ aus dem
Schnittpunkt der Regressionsgeraden mit der Ordinate
bestimmt werden. Für die praktische Anwendung ist

wichtig, daß sich eine Gerade nur dann ergeben kann,
wenn von den Meßwerten der Leerwert und ein eventuell
vorhandener Nüchternwert des Probanden abgezogen
wird. Aus der *extrapolierten fiktiven Anfangskonzentration*

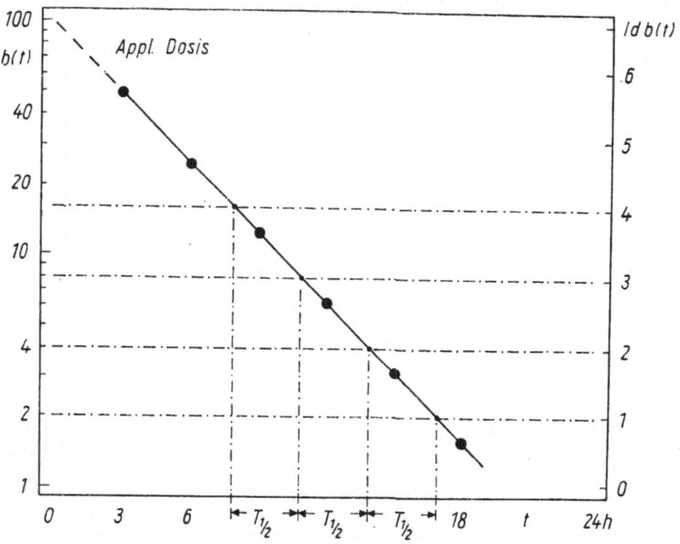

Abb. 27. Halblogarithmische Darstellung derselben Eliminationskurve wie in
Abb. 26. Bei Verwendung des Logarithmus zur Basis 2 (ld x = 1,44
ln x) kann die Eliminationshalbwertszeit direkt in der angegebenen
Weise abgelesen werden (Abnahme des Logarithmus um 1). Diese Darstellung kann auch zur Ermittlung der fiktiven Anfangskonzentration
verwendet werden, wenn man die Gerade durch die Meßpunkte ●
zu t = 0 extrapoliert

und der applizierten Dosis wird das *scheinbare Verteilungsvolumen* $V = D/c(0)$ bestimmt. Die Abb. 27 zeigt die halblogarithmische Darstellung der Eliminationskurve. Entsprechend dem Zeitgesetz 1. Ordnung fällt die im Organismus vorhandene Menge $b(t)$ nach Ablauf der *Eliminationshalbwertszeit* $T_{1/2}$ = 0,693/k_e unabhängig von der jeweils
noch vorhandenen Menge immer um die Hälfte.

Für solche Substanzen, die renal quantitativ eliminiert werden, kann ^1k_e auch aus der Konzentration im Urin bestimmt werden. Es gilt die Massenbilanz $D = b(0) = b(t) + u(t)$ und für $t \to \infty$ wird $b(t) = 0$ und $u(\infty) = D$. Die in den Urin ausgeschiedene Menge ist

$$u(t) = D(1 - e^{-^1k_e t}). \tag{3.13}$$

Nach Umformung und Logarithmierung ergibt sich mit

$$\ln\left(\frac{D}{D - u(t)}\right) = {}^1k_e t \tag{3.14}$$

eine Gerade, die im Nullpunkt beginnt und den Anstieg ^1k_e hat. $u(t)$ ist die bis zu einem bestimmten Zeitpunkt t ausgeschiedene Menge, die sich durch Aufsummieren der Teilmengen in den einzelnen Urinportionen ergibt.

Die *renale Clearance* Cl_{ren} ist nach Gl. (3.3)

$$Cl_{ren} = {}^1k_e V$$

und mit $-\dot{b} = \dot{u} = {}^1k_e b$ und $b = cV$ ergibt sich sofort

$$\dot{u} = Cl_{ren}c, \tag{3.15}$$

d. h., die renale Clearance(konstante) ist der Proportionalitätsfaktor zwischen der augenblicklichen renalen Ausscheidungsrate $\dot{u}$, der unveränderten Substanz und ihrer Konzentration c in der zu klärenden Flüssigkeit. Somit kann die renale Clearance aus der Steigung der Geraden bei linearer Auftragung der im Zeitintervall Δt ausgeschiedenen Menge Δu gegen die Plasmakonzentration c bestimmt werden (Abb. 28).

Die Abb. 28 gibt ein anschauliches hydraulisches Analogon zum Ein-Kompartment-Modell mit ausschließlich renaler Elimination.

Wenn die *Elimination* nicht nach einem Zeitgesetz 1. Ordnung erfolgt, sondern, bedingt durch enzymatische Vorgänge, eine *Sättigungskinetik* besitzt, so können zwei Fälle unterschieden werden. 1. Solange die Konzentration des Pharmakons groß gegen die Halbsättigungskonstante ist, erfolgt die Elimination

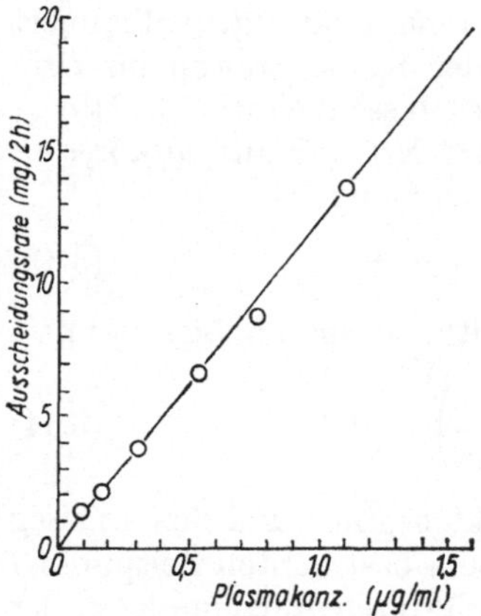

Abb. 28. Lineare Darstellung der renalen Ausscheidungsrate $\Delta u/\Delta t$ gegen die
Plasmakonzentration C von Soltalol nach intravenöser Applikation
beim Hund. (Nach GARRETT)

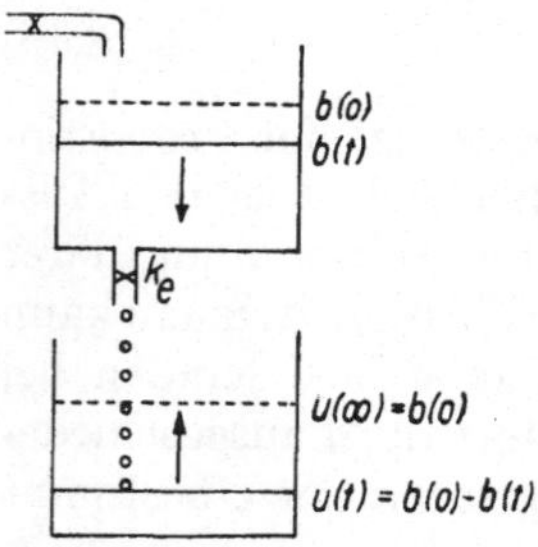

Abb. 29. Hydraulisches Analogen des Ein-Kompartment-Modells mit ausschließlich renaler Elimination. Das Niveau $b(0)$ repräsentiert die Anfangs-
menge des Pharmakons im Körper nach intravenöser Injektion, während $b(t) = u(\infty) - u(t)$ die zu irgendeinem Zeitpunkt vorhandene
Menge ist. Die Ventilöffnung entspricht der Eliminationskonstanten
^1k_e und $u(t) = b(0) - b(t)$ ist der ausgeschiedenen Menge analog.
(Nach GARRETT)

praktisch nach einem Zeitgesetz 0. Ordnung, also linear und unabhängig von der jeweils im Blut noch vorhandenen Menge. 2. Wenn die Konzentration im Blut vergleichbar ist mit der Halbsättigungskonstanten, verläuft die Elimination praktisch nach einem Zeitgesetz 1. Ordnung. Dieses Verhalten tritt auch im ersten Falle immer am Ende des Eliminationsvorganges auf. Zusammengenommen ergibt sich bei nichtlinearer Elimination mit Sättigungskinetik ein Verlauf mit geradem Anfangsteil und gekrümmten Ende der Kurve — ähnlich der Form eines Hockey-Schlägers („hockey stick" shape); vgl. auch Abnahme des Substrates in Abb. 4 und Abb. 58.

3.3.2. Ein-Kompartment-Modell mit parallelen Eliminationswegen

Das Ein-Kompartment-Modell soll durch die Berücksichtigung zweier paralleler Eliminationswege erweitert werden (s. Schema in Abb. 30). Außer der Ausscheidung mit dem Urin U wird eine Ausscheidung über die Galle G angenommen, die ebenfalls zu einer Abnahme der applizierten Substanz im Blut führt. Ein enterohepathischer Kreislauf wird ausgeschlossen. Für beide Vorgänge wird vorausgesetzt, daß sie nach einem Zeitgesetz 1. Ordnung verlaufen. Die Eliminationsgeschwindigkeit $\dot{b}$ ist wieder der Menge b oder der Konzentration c in den im Verteilungsgleichgewicht befindlichen Flüssigkeiten proportional. Das Differentialgleichungssystem lautet jetzt:

$$\dot{b} = -{}^1k_1 b - {}^1k_2 b = -\underbrace{({}^1k_1 + {}^1k_2)}_{{}^1k_e}\, b, \qquad (3.16\,\mathrm{a})$$

$$\dot{u} = {}^1k_1 b \qquad\qquad (3.16\,\mathrm{b})$$

$$\dot{g} = {}^1k_2 b \qquad\qquad (3.16\,\mathrm{c})$$

Die Lösung von $b(t)$ ist bereits von Gl. (3.11) bekannt. Damit wird aus Gl. (3.16)

$$\dot{u} = {}^1k_1 b(0)\, e^{-{}^1k_e t}, \qquad\qquad (3.17\,\mathrm{a})$$

$$\dot{g} = {}^1k_2 b(0) e^{-{}^1k_e t}. \qquad\qquad (3.17\,\mathrm{b})$$

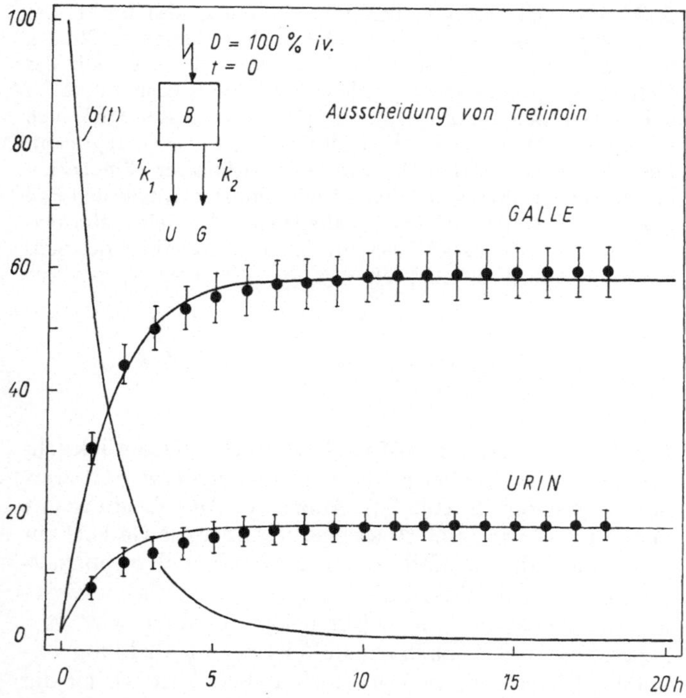

Abb. 30. Kumulierte Radioaktivitätsausscheidung nach intravenöser Gabe von ^{3}H-Tretinoin (Vitamin-A-Säure) bei der Ratte (Daten nach BRODE et al.). Die Analogcomputeranpassung zeigt, daß sich die über G und U ausgeschiedenen Mengen von 60 bzw. 18% zueinander wie die entsprechenden Geschwindigkeitskonstanten $^1k_1 = 0{,}4\,\mathrm{h}^{-1}$ zu $^1k_2 = 0{,}12\mathrm{h}^{-1}$ verhalten. Die Massenbilanz ist jedoch nicht erfüllt

Mit Hilfe der einfachen Regel für die Integration von Exponentialfunktionen ergibt sich durch die Integration der vorhergehenden Gleichungen:

$$u(t) = \frac{^1k_1 b(0)}{^1k_e} \left(1 - \mathrm{e}^{-^1k_e t}\right) = u(\infty)\left(1 - \mathrm{e}^{-^1k_e t}\right), \qquad (3.18\,\mathrm{a})$$

$$g(t) = \frac{^1k_2 b(0)}{^1k_e} \left(1 - \mathrm{e}^{-^1k_e t}\right) = g(\infty)\left(1 - \mathrm{e}^{-^1k_e t}\right), \qquad (3.18\,\mathrm{b})$$

Es gilt die Massenbilanz $b(0) = u(\infty) + g(\infty)$. Damit erhalten wir für die relativen Mengen, die durch Urin und Galle ausgeschieden werden:

$$\frac{u(\infty)}{b(0)} = \frac{{}^1k_1}{{}^1k_e} \quad \text{und} \quad \frac{g(\infty)}{b(0)} = \frac{{}^1k_2}{{}^1k_e}. \qquad (3.19\,\text{a, b})$$

Die Erweiterung des Ein-Kompartment-Modells führt zu dem Ergebnis, daß die auf verschiedenen Wegen ausgeschiedenen Mengen sich zu jedem Zeitpunkt so zueinander verhalten, wie die entsprechenden Geschwindigkeitskonstanten. Die Abb. 30 zeigt dafür ein experimentelles Beispiel.

Die Bestimmung von ${}^1k_e = {}^1k_1 + {}^1k_2$ erfolgt wegen der Äquivalenz von Gl. (3.11) und (3.16a) wie im Ein-Kompartment-Modell. Die totale Clearance ist die Summe aus renaler Clearance Cl_{ren} und nichtrenaler Clearance Cl_{nr}, mit Gl. (3.19a, b) erhält man

$$Cl_{tot} = {}^1k_e V = {}^1k_1 V + {}^1k_2 V$$

$$= \frac{u(\infty)}{D}\,{}^1k_e V + \frac{g(\infty)}{D}\,{}^1k_e V. \qquad (3.20)$$

Die Feststellung, daß sich die auf verschiedenen Wegen ausgeschiedenen Mengen verhalten wie die entsprechenden Geschwindigkeitskonstanten, gilt auch, wenn noch ein dritter Weg, etwa eine Metabolisierung vorhanden ist, wie Abb. 31 veranschaulicht.

3.3.3. *Ein-Kompartment-Modell mit wiederholter intravenöser Injektion*

In der Therapie genügt es im allgemeinen nicht, die notwendige Konzentration eines Pharmakons im Blut und am Wirkort für eine kurze Zeit zu erreichen, wie dies bei der einmaligen Applikation geschieht. Es ist erforderlich, die therapeutische Konzentration über einen längeren

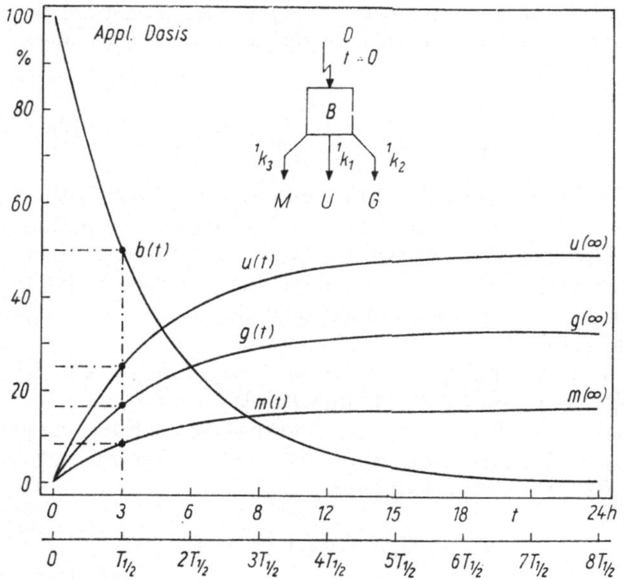

Abb. 31. Ein-Kompartment-Modell mit drei parallelen Eliminationswegen: renale und biliäre Ausscheidung und Metabolisierung. $^1k_1 = 0{,}115$; $^1k_2 = 0{,}077$ und $^1k_3 = 0{,}038\ \mathrm{h}^{-1}$. Die Gesamteliminationskonstante ist $^1k_e = 0{,}231\ \mathrm{h}^{-1}$ entsprechend einer Halbwertszeit von 3 Stunden. Damit werden durch den Urin 50%, durch die Galle 33% und durch Metabolisierung 16,7% der applizierten Dosis eliminiert

Zeitraum aufrechtzuerhalten. Eine Erhöhung der einmaligen Dosis würde zwar das Zeitintervall der therapeutisch wirksamen Konzentration verlängern, aber zugleich die Gefahr toxischer Wirkungen vergrößern. Dies gilt insbesonders für Pharmaka mit einer geringen therapeutischen Breite. Daher geht man diesen Weg nicht, sondern versucht entweder durch verzögerte Freisetzung des Wirkstoffes (Retard-Präparate) oder durch wiederholte Applikation den Wirkspiegel über längere Zeit aufrechtzuerhalten. Die minimale wirksame Konzentration, die minimale toxische Konzentration und die gegebene Eliminationshalbwertszeit stellen die Grenzbedingungen für die wiederholte Applikation eines Pharmakons dar. Zunächst soll nur der einfachste Fall des Ein-Kompartment-Modells mit intravenöser Injektion betrachtet werden. Später werden dann Erweiterungen, wie orale Applikation und der „first-pass"-Effekt, hinzukommen.

Zum Zeitpunkt $t = 0$ wird die erste Dosis verabreicht. Die weiteren folgen im Abstand von jeweils τ Stunden. Es gelten hier dieselben Voraussetzungen wie im Modell mit einmaliger Applikation. *Aus dem Verlauf des Blutspiegels bei einmaliger Applikation kann man den Verlauf bei wiederholter Gabe graphisch bestimmen.* Die Eliminationskurve ist in halblogarithmischer Darstellung eine abfallende Gerade, die nach dem Zeitintervall τ einen bestimmten Wert erreicht hat. Dazu ist die zweite Dosis zu addieren und eine entsprechende Parallelverschiebung der abfallenden Geraden vorzunehmen. Nach Ablauf des zweiten Zeitintervalls addiert man die dritte Dosis usw. *Dabei erfolgt dann eine Kumulation, wenn die nächste Dosis zu einem Zeitpunkt verabreicht wird, zu dem die vorhergehende noch nicht restlos eliminiert ist.* Für praktische Belange interessiert vor allem die Dauer und das Ausmaß dieser Stoffkumulation im Körper. Die Stoffkumulation ist eine notwendige Voraussetzung für eine Wirkungsverstärkung oder Wirkungskumulation, sie ist aber nicht hinreichend. Qualitative Veränderungen des Wirkungsbildes bei wiederholter Gabe liegen zunächst außerhalb dieser pharmakokinetischen Fragestellung.

Wenn die Arzneimittelmenge im Körper von Dosis zu Dosis zunimmt, wird auch die pro Zeiteinheit eliminierte Menge zunehmen, da ein Zeitgesetz 1. Ordnung vorausgesetzt ist. Es wird schließlich ein Punkt erreicht, zu dem die im Zeitintervall τ eliminierte Menge gleich der Dosis ist. Damit stellt sich eine Art Fließgleichgewicht ein. Jedoch ist dieses Fließgleichgewicht nicht in dem Sinne zu betrachten, daß die zeitliche Ableitung der Konzentration in B Null wird. Sondern es ist klar, daß eine Kumulationskurve resultiert, die im Abstand τ relative Maxima und

Minima aufweist, deren Differenz gleich der Dosis ist.
Diese Maxima und Minima nähern sich bestimmten Grenz-
werten. Das Fließgleichgewicht wird also nur bezüglich
des Mittelwertes erreicht. Es muß ermittelt werden, wie
schnell diese Grenzwerte sich einstellen und wie hoch sie
über der ersten Dosis liegen.

Mathematisch kann der Vorgang der Kumulation folgender-
maßen beschrieben werden. Mit $(b_1)_{min}$, $(b_2)_{min}$ ... $(b_n)_{min}$ wird
das relative Minimum der Substanzmenge im Körper bezeichnet,
das in τ-Stunden nach der ersten, zweiten ... n-ten Dosis erreicht
wird. Entsprechend wird mit $(b_1)_{max}$, $(b_2)_{max}$ ... $(b_n)_{max}$ die maximale Substanzmenge unmittelbar nach der ersten, zweiten ... n-
ten Injektion bezeichnet. Damit ergibt sich:

$$(b_1)_{max} = D,$$

$$(b_1)_{min} = D\,e^{-k_e\tau},$$

$$(b_2)_{max} = D + D\,e^{-k_e\tau} = D(1 + e^{-k_e\tau}),$$

$$(b_2)_{min} = D(1 + e^{-k_e\tau})\,e^{-k_e\tau} = D(e^{-k_e\tau} + e^{-2k_e\tau}),$$

$$\vdots$$

$$(b_n)_{max} = D(1 + e^{-k_e\tau} + e^{-2k_e\tau} + \dots e^{-(n-1)k_e\tau}),$$

$$(b_n)_{min} = D(e^{-k_e\tau} + e^{-2k_e\tau} + \dots e^{-nk_e\tau}).$$

Dies sind geometrische Reihen, der Quotient aufeinanderfolgen-
der Glieder ist $e^{-k_e\tau}$. Nach den Formeln der Reihenlehre sind
ihre Partialsummen gegeben durch:

$$(b_n)_{max} = D\left\{\frac{1 - e^{-nk_e\tau}}{1 - e^{-k_e\tau}}\right\} \quad \text{und} \qquad (3.21\,\text{a})$$

$$(b_n)_{min} = D\left\{\frac{1 - e^{-nk_e\tau}}{1 - e^{-k_e\tau}}\right\} e^{-k_e\tau} \qquad (3.21\,\text{b})$$

Die Menge zur Zeit t nach der n-ten Dosis ist:

$$b_n(t) = D\left\{\frac{1 - e^{-nk_e\tau}}{1 - e^{-k_e\tau}}\right\} e^{-k_e t} \qquad (3.21\,\text{c})$$

wobei $0 < t < \tau$ gilt.

Nach einer großen Anzahl von Dosen ($n \to \infty$, daraus folgt $e^{-nk_e\tau} \to 0$) erreichen wir das Grenzmaximum mit

$$b_{\max}^{\infty} = \frac{D}{1 - e^{-k_e\tau}} \qquad (3.22\,\text{a})$$

und das Grenzminimum mit

$$b_{\min}^{\infty} = \frac{D}{(e^{k_e\tau} - 1)}. \qquad (3.22\,\text{b})$$

Die entsprechenden Konzentrationen erhält man nach Division durch das Verteilungsvolumen V. Unabhängig von k_e und τ gilt $b_{\max}^{\infty} - b_{\min}^{\infty} = D$.
Der mittlere Plasmaspiegel nach Erreichen des Plateaus ist gegeben durch

$$\overline{b^{\infty}} = \frac{D}{k_e\tau} \qquad (3.23\,\text{a})$$

und die mittlere Plasmakonzentration

$$\bar{c} = \overline{b^{\infty}}/V = \frac{D}{k_e V\tau} = \frac{D}{Cl_{\text{tot}}\tau} \quad \text{bzw.} \quad \frac{fD}{Cl_{\text{tot}}\tau}. \qquad (3.23\,\text{b})$$

Diese Beziehung besagt, daß die *mittlere Plasmakonzentration der Dosis direkt proportional und dem Produkt von totaler Clearance-Konstanten und Dosierungsintervall indirekt proportional* ist. Gl. (3.23 b) kann auch für die Bestimmung der biologischen Verfügbarkeit f nach verschiedenen oralen Dosierungsformen benutzt werden, da die mittlere Plateau-Konzentration der biologischen Verfügbarkeit proportional ist. Gl. (3.23 a, b) gilt allgemein auch für Multikompartment-Modelle, sofern alle Prozesse als linear vorausgesetzt werden können. Dabei muß jedoch beachtet werden, daß die Plateau-Konzentration erst dann erreicht wird, wenn $n\tau$ groß gegen die größte Zeitkonstante geworden ist.

KRÜGER-THIEMER führte das dimensionslose *relative Dosierungsintervall* $\varepsilon = \tau/T_{1/2}$ ein, damit wird wegen ${}^1k_e = \ln 2/T_{1/2}$ aus $e^{-{}^1k_e\tau} = e^{-\varepsilon\ln 2} = 2^{-\varepsilon}$ und aus Gl. (3.22 a, b) ergibt sich

$$b_{\max}^{\infty} = \frac{D}{1 - 2^{-\varepsilon}} \quad \text{und} \quad b_{\min}^{\infty} = \frac{D\,2^{-\varepsilon}}{1 - 2^{-\varepsilon}}$$

Daraus folgt für das Ausmaß der Kumulation $b_{\max}^{\infty}/D$

$$\frac{b_{\max}^{\infty}}{D} = \frac{1}{1 - 2^{-\varepsilon}} = R. \qquad (3.24)$$

7 Knorre

Der *Kumulationsfaktor* R gibt an, auf einem wieviel Mal höherem Niveau die Konzentrationskurve nach unendlich vielen Dosen im Vergleich zur Kurve nach der ersten Dosis verläuft. Aus der Gl. (3.24) ergeben sich außerdem folgende Feststellungen von praktischer Bedeutung. Das Ausmaß der Kumulation hängt nur von ε, d. h. vom relativen Dosierungsintervall ab. Die Tendenz zur Kumulation ist um so ausgeprägter, je kleiner τ im

Tabelle 4

Abhängigkeit des Kumulationsfaktors R vom relativen Dosierungsintervall beim Ein-Kompartment-Modell

$\varepsilon = \tau/T_{1/2}$	$R = b^{\infty}_{max}/D$	$\varepsilon = \tau/T_{1/2}$	$R = b^{\infty}_{max}/D$
0,01	145	0,8	2,34
0,05	29,4	0,9	2,15
0,1	14,9	1,0	2,0
0,2	7,72	1,5	1,54
0,3	5,32	2,0	1,33
0,4	4,12	3,0	1,14
0,5	3,41	4,0	1,07
0,6	2,93	5,0	1,03
0,7	2,6		

Vergleich zu $T_{1/2}$ ist. Daraus folgt, daß *das Ausmaß der Kumulation keine Eigenschaft des Pharmakons, sondern des gewählten Dosierungsschemas ist.* Aus dieser Sicht scheint es daher nicht sinnvoll, von stark oder schwach kumulierenden Pharmaka zu sprechen. In der therapeutischen Praxis ist es jedoch nicht abwegig, Pharmaka mit sehr geringen Eliminationsgeschwindigkeiten in die Kategorie leicht kumulierender Arzneimittel und vice versa einzuordnen. Wenn die Elimination nach einem Zeitgesetz 1. Ordnung erfolgt und $T_{1/2}$ bekannt ist, legt der Arzt mit dem Dosierungsintervall τ (und damit mit ε) das Ausmaß der Kumulation fest. In der Tab. 4 sind einige Werte von R in Abhängigkeit von ε angegeben.

Für $\varepsilon = 1$, also für ein Dosierungsintervall, das gleich der Halbwertszeit ist, ergibt sich ein $b^{\infty}_{max} = 2\,b^{\infty}_{min} = 2D$,

d. h., die Plasmakonzentration schwankt zwischen D/V und $2D/V$. Die *Dauer der Kumulation* hängt nur von ε ab. Die Zeit für das Erreichen von $b_{\max}^{\infty}$ ist um so größer, je kleiner ε ist und umgekehrt. Mit anderen Worten, die Dauer der Kumulation hängt davon ab, wieviel von der ersten Dosis zum Zeitpunkt der zweiten noch vorhanden ist. Zum Beispiel nach $\tau = 4T_{1/2}$ ist nur noch 6,25% von der ersten Dosis vorhanden, und wie Tab. 4 zeigt, findet praktisch keine Kumulation mehr statt. Die Dauer der Kumulation hängt mit der *Sättigung S* zusammen.

$$S = \frac{(b_{\mathrm{n}})_{\max}}{b_{\max}^{\infty}} = 1 - 2^{-n\varepsilon}, \qquad (3.25)$$

z. B. für $\varepsilon = 1$ und $n = 5$ ist $S = 0,97$ bzw. 97%, während für $\varepsilon = 0,1$ und $n = 5$ die Sättigung erst 30% beträgt.

Bei der Behandlung akuter Infektionskrankheiten soll das Grenzmaximum so schnell wie möglich, also bereits mit der ersten Dosis erreicht werden. Dies ist möglich, wenn eine Initialdosis D^{*} verabreicht wird, die so bemessen ist, daß der weitere Verlauf quasistationär ist. Die Bedingung dafür lautet: $D^{*} = b_{\max}^{\infty}$. Aus Gl. (3.24) ergibt sich dann

$$D^{*} = b_{\max}^{\infty} = RD, \curvearrowright D^{*}/D = R.$$

Damit kann aus der Tab. 4 auch das Verhältnis Initialdosis/Erhaltungsdosis für ein gegebenes relatives Dosierungsintervall entnommen werden. Beispielsweise für $\varepsilon = 1$ muß die Initialdosis doppelt so groß sein wie die Erhaltungsdosis.

Welchen Einfluß das Dosierungsschema auf die resultierende Blutspiegelkurve hat, zeigt die Abb. 32. Hier wurde dieselbe Gesamtmenge eines Pharmakons während eines Tages auf vier verschiedene Weisen verabreicht. Die Halbwertszeit wurde gleich 3 Stunden gewählt. Damit ergibt sich für die achtmalige Verabreichung ein relatives Dosierungsintervall von $\varepsilon = 1$. Wenn die Zahl der Einzel-

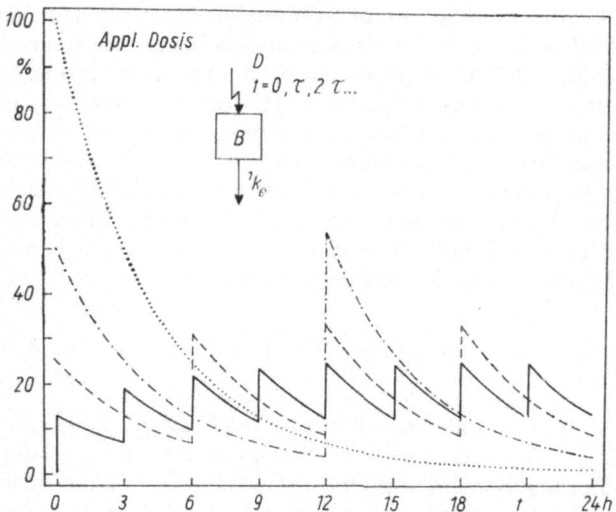

Abb. 32. Ein-Kompartment-Modell: Einfluß des Dosierungsschemas auf den Blutspiegel. Bei einer Halbwertszeit von 3 Stunden wurde ein und dieselbe Menge einer Substanz (1) einmalig, (2) zweimalig, (3) viermalig und (4) achtmalig in 24 Stunden verabreicht

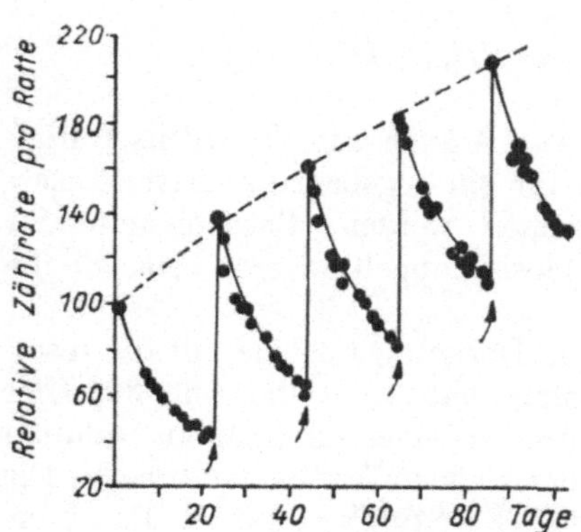

Abb. 33. Kumulation von Quecksilber nach wiederholter Gabe von ^{203}Hg (NO$_3$)$_2$ bei der Ratte (Nach ROTHSTEIN und HAYES)

dosen pro verabreichter Gesamtmenge weiter erhöht wird, nähert man sich dem Grenzfall der Dauerinfusion mit konstanter Rate.

Die Abb. 33 zeigt ein experimentelles Beispiel für die Stoffakkumulation nach intravenöser Gabe von ^{203}Hg · $(NO_3)_2$ bei der Ratte. Bedingt durch die langsame Elimination von Quecksilber steigt selbst bei dem großen Intervall von 20 Tagen die Stoffmenge im Organismus von Dosis zu Dosis an.

3.3.4. Ein-Kompartment-Modell mit intravenöser Infusion

Sowohl für experimentelle als auch für diagnostische und therapeutische Zwecke wird von einer kontinuierlichen Stoffzufuhr in Form der intravenösen Infusion Gebrauch gemacht. In diesem Falle stellt sich nach einiger Zeit eine *Steady-State-Konzentration im Blut* ein, die solange aufrechterhalten wird, wie die Infusion dauert. Danach sinkt der Blutspiegel exponentiell mit der Eliminationskonstanten der Substanz ab. Durch die Einstellung einer zeitunabhängigen Konzentration im Blut können z. B. Untersuchungen zum Verteilungsvolumen einer Substanz besser durchgeführt werden, weil genügend Zeit zur Verfügung steht, um die Gleichgewichtseinstellung in allen Kompartimenten abzuwarten. Für die Therapie akuter Infektionskrankheiten stellt die Dauerinfusion in Verbindung mit einer Initialdosis den sichersten und schnellsten Weg zur Erzielung eines konstanten Blutspiegels dar.

In dem Schema (s. Abb. 34) wird angenommen, daß eine Dauerinfusion in das Kompartment B mit der Geschwindigkeit $v = {}^0k_i = D/T$ (Dosis/Infusionszeit) durchgeführt wird. Unter denselben Voraussetzungen wie im Modell 3.3.1. lautet die Differentialgleichung für das Kompartment B:

$$\dot{b} = {}^0k_i - {}^1k_e b. \tag{3.26}$$

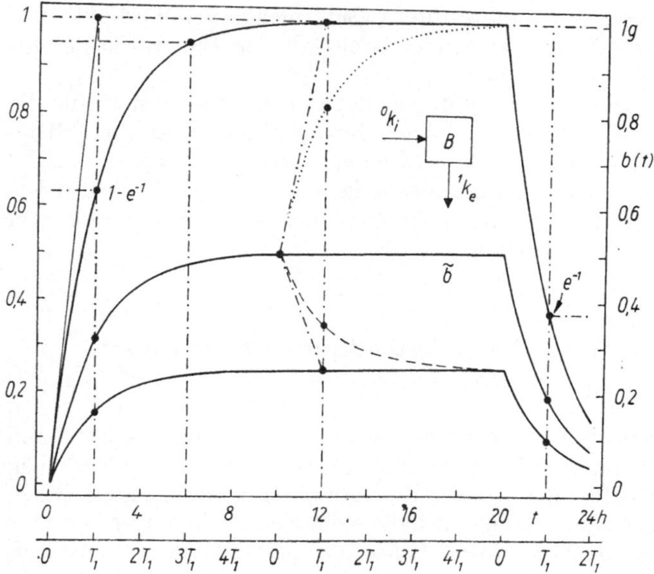

Abb. 34. Ein-Kompartment-Modell: zeitlicher Verlauf des Blutspiegels $b(t)$ bei Dauerinfusionen mit konstanter, aber unterschiedlicher Geschwindigkeit; $^0k_i = 0{,}5;\ 0{,}25;\ 0{,}125\ \mathrm{g\cdot h^{-1}}$ und gleicher Eliminationsgeschwindigkeit $^1k_e = 0{,}5\ \mathrm{h^{-1}}$. Damit ergibt sich für die Steady-State-Werte $b = 1{,}0;\ 0{,}5$ und $0{,}25$ g. Die Zeitkonstante $T_1 = 1/^1k_e$ beschreibt nicht nur den Anstieg und den Abfall zu Beginn und am Ende der Infusion, sondern auch das Verhalten bei einer plötzlichen Vergrößerung (.....) oder Verkleinerung (----) der Infusionsgeschwindigkeit nach 10 Stunden

Aus $\dot{b} = 0$ folgt der Steady-State-Wert $\tilde{b} = {}^0k_i/^1k_e$. Damit läßt sich Gl. (3.26) folgendermaßen schreiben:

$$\dot{b} = {}^1k_e(\tilde{b} - b). \tag{3.27}$$

Das heißt, die Geschwindigkeit der Zunahme in B ist proportional zur Differenz zwischen dem augenblicklichen Wert b und dem Steady-State-Wert $\tilde{b}$. Mit kleinerwerdenden Differenzen wird auch die Geschwindigkeit der

Zunahme kleiner und b nähert sich asymptotisch $\tilde{b}$ an. Die Integration von Gl. (3.27) liefert den Ausdruck

$$b(t) = \tilde{b}(1 - e^{-{}^1k_e t}) = \tilde{b}(1 - e^{-t/T_1}) \quad \text{für} \quad t < T. \quad (3.28)$$

Diese Zeitfunktion entspricht einem Verzögerungsglied 1. Ordnung. Sein Verhalten wird durch die Zeitkonstante $T_1 = 1/{}^1k_e = T_{1/2}/\ln 2$ bestimmt. Man überzeugt sich durch Einsetzen von $t = T_1$, $2T_1$, $3T_1$ in Gl. (3.28) leicht davon, daß nach Ablauf dieser Zeitintervalle 63, 86 bzw. 95% des Steady-State-Wertes erreicht sind. (Vgl. Abb. 34).

Aus dem eben Dargelegten geht hervor, daß bei einer Dauerinfusion die Höhe des Steady-State-Wertes vom Quotienten ${}^0k_i/{}^1k_e = D/(T^1k_e)$ abhängt. Der Steady-State-Wert ist um so höher, je größer die Gesamtmenge D ist und um so niedriger, je größer die Infusionsdauer T und die Eliminationskonstante ${}^1k_e$ ist. Hingegen hängt die Zeit, in der der Steady-State-Wert erreicht wird, nur von der Eliminationskonstanten ${}^1k_e$ ab. Je kleiner ${}^1k_e$ ist, um so länger dauert es, bis der Steady-State-Wert erreicht wird. Für ${}^1k_e = 0$ ergibt sich eine unbegrenzte lineare Zunahme der Substanzmenge.

Die Abb. 34 zeigt den zeitlichen Verlauf bei Dauerinfusionen mit gleicher Eliminationskonstanten ${}^1k_e$, aber unterschiedlicher Geschwindigkeit ${}^0k_i$. Die Zeitkonstante T_1 ergibt sich in einfacher Weise graphisch durch den Schnittpunkt der Tangente an die Kurve im Nullpunkt mit der horizontalen Geraden, die durch den Steady-State-Wert $\tilde{b}$ gegeben ist. Die „Eliminationshalbwertszeit" $T_{1/2} = T_1 \ln 2$ ist die Zeit, in der sich die Differenz $\tilde{b} - b(t)$ jeweils halbiert.

Aus diesen einfachen Beziehungen folgen einige Überlegungen von praktischer Bedeutung. Wendet man die intravenöse Dauerinfusion z. B. zur Clearance-Bestimmung an, so muß nach Infusionsbeginn eine ausreichende Zeit bis zum Beginn der Analyse verstreichen. Ausreichend heißt hier das Vierfache der Eliminationshalbwertszeit oder das Dreifache der Zeitkonstanten, was einer Annäherung an den Steady-State-Wert mit etwa 95% entspricht. Für die Therapie bedeutet das, daß beispielsweise bei Chloramphenikol (Eliminationshalbwertszeit 4 Stunden) ca. 16 Stunden gewartet werden muß, bevor die Steady-State-Konzentration im Blut erreicht wird. Ähnlich wie bei der wiederholten intravenösen Injektion kann durch eine Initialdosis (priming dose) D^* das Steady-State-Niveau sofort eingestellt werden. Dafür ist $D^* = \tilde{b} = \tilde{c}V$ zu wählen und die weitere Infusion mit 70% der Initialdosis, dividiert durch die Halbwertszeit der Substanz, durchzuführen. Diese Regel ergibt sich sofort aus

$$v = {}^0k_i = \frac{{}^0k_i}{{}^1k_e}\,{}^1k_e = \tilde{b}\,\frac{\ln 2}{T_{1/2}} \approx \frac{0{,}7\,D}{T_{1/2}}.$$

Bis jetzt wurde davon ausgegangen, daß durch die Infusion der Steady-State-Wert tatsächlich erreicht wird. Bricht man die Infusion vorher ab, so beginnt der Abfall des Blutspiegels mit dem nach der Zeit T erreichten Wert $b(T)$. Nach Gl. (3.28) gilt

$$b(T) = b(1 - \mathrm{e}^{-{}^1k_e T}).$$

Folglich gilt für $t \geq T$:

$$b(t) = b(T)\,\mathrm{e}^{-{}^1k_e(t-T)} = \tilde{b}(\mathrm{e}^{-{}^1k_e(t-T)} - \mathrm{e}^{-{}^1k_e t}) \qquad (3.29)$$

Die beiden Gl. (3.28) und (3.29) für den Blutspiegel $b(t)$ für $t < T$ und $t \geq T$ wurden für die Parameterschätzung einer Ampizillin-Infusion herangezogen. Die Abb. 35 zeigt Meßwerte für die Ampizillin-Konzentration während und nach einer Infusion, die mit einer Geschwindigkeitskonstanten ${}^0k_i$ für die Zeit T etwa 50 Minuten durchgeführt wurde. Entsprechend der Maximum-Likelihood-Methode wurden die Parameter und ihre Standardabweichungen berechnet: Dauer der Infusion $T = 57{,}98 \pm 2{,}03$ min, die Konzentration, die sich im Fließgleichgewicht einstellen würde, $\tilde{c} = {}^0k_i/(V\,{}^1k_e) = 71{,}81 \pm 4{,}65$ Einheiten und die Eliminationskonstante ${}^1k_e = 0{,}036 \pm 0{,}0041$ min^{-1}. Das Minimum der Summe der Abweichungsquadrate beträgt 90,17. Aus der Eliminationskonstanten ergibt sich eine Zeitkonstante von etwa 30 min bzw. eine Eliminationshalbwertszeit von etwa 20 min. Das heißt, nach ungefähr

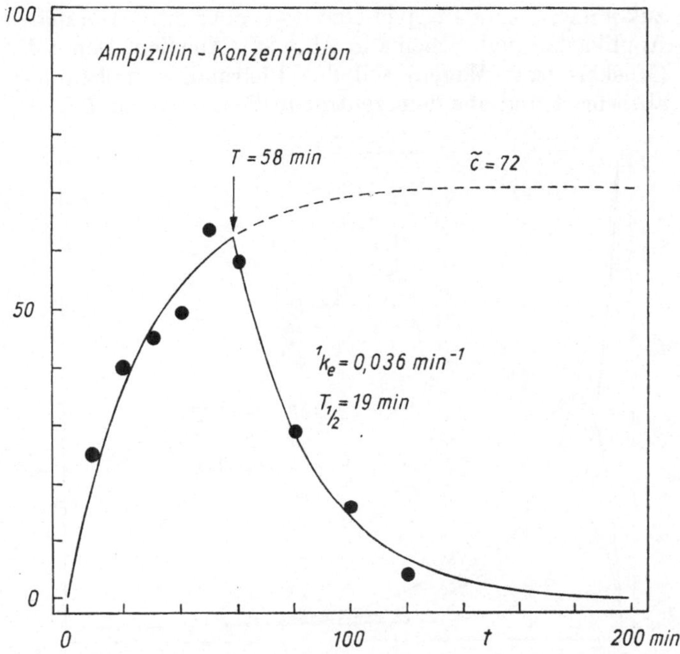

Abb. 35. Datenanpassung der Meßwerte einer Ampizillin-Infusion mit den Gl. (3.27, 3.28). Ergebnisse der Parameterschätzung siehe Text (Nach FELDMANN und SCHNEIDER)

90 min wären 95% der Steady-State-Konzentration erreicht worden. Wenn ^0k_i bekannt ist, so kann aus $\tilde{c}$ und ^1k_e das Verteilungsvolumen V berechnet werden.

3.3.5. *Ein-Kompartment-Modell mit vollständiger Absorption*

Bisher wurde angenommen, daß das Pharmakon direkt in das zentrale Kompartment B gelangt. Jetzt soll ein *Absorptionsvorgang* nach einem *Zeitgesetz 1. Ordnung* hin-

zukommen, zum Beispiel eine orale oder intramuskuläre
Applikation (vgl. Schema in Abb. 36). Aus dem Depot M
(Muskel- bzw. Magen) soll das Pharmakon vollständig
absorbiert und aus dem zentralen Kompartment B in U

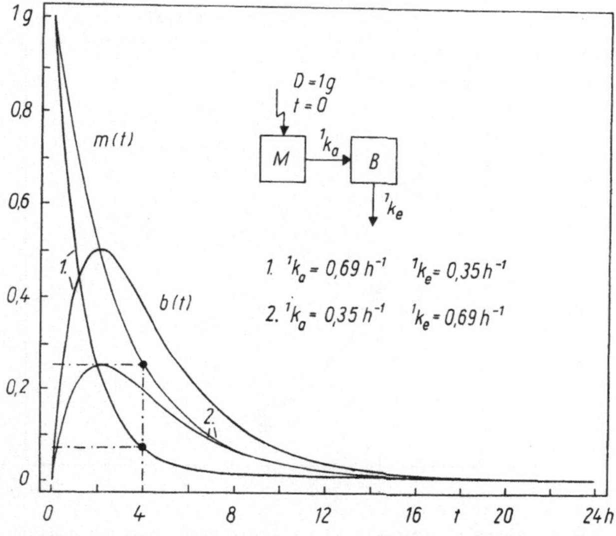

Abb. 36. Verlauf des Blutspiegels $b(t)$ bei gleichzeitiger Absorption und Elimination für ${}^1k_a$: ${}^1k_e$ = 2:1 und umgekehrt.
Im ersten Fall (${}^1k_a = 2\,{}^1k_e = 0{,}69\,h^{-1}$) sind nach vier Stunden bereits
94% der applizierten Dosis absorbiert, daher ist die Bestimmung von
$T_{1/2}$ aus dem fallenden Teil der Kurve $b(t)$ für t > 4 zulässig. Dagegen
sind im zweiten Fall (${}^1k_a = 0{,}5\,{}^1k_e = 0{,}35\,h^{-1}$) nach 4 Stunden erst 75%
absorbiert. Die Bestimmung von $T_{1/2}$ ist nicht möglich, weil die Absorption der geschwindigkeitsbestimmende Schritt ist

eliminiert werden. (Manchmal wird ein solches Modell
auch bereits als Drei-Kompartment-Modell bezeichnet,
wenn man zu dem zentralen Kompartment das Absorp-
tions- und Eliminationskompartment hinzuzählt.) Zum
Zeitpunkt $t = 0$ wird die Dosis D im Eingangskompart-
ment rasch appliziert. Den Vorgang des Übertretens in
das zentrale Kompartment bezeichnet man als *Invasion*.

Sowohl für die orale als auch für die intramuskuläre Applikation müssen eine Reihe von Zwischenschritten angenommen werden, bevor die Substanz über B wieder in U erscheint. An diesem Gesamtweg eines Pharmakons durch den Körper sind z. B. bei intramuskulärer Injektion folgende Einzelschritte beteiligt:

1. Freisetzung aus der Arzneiform und Diffusion im Lösungsmittel am Applikationsort,
2. Diffusion durch die Gewebs- und Gefäßmembranen,
3. Transport durch das Blut,
4.1. Diffusion zu den für die Wirkung verantwortlichen Rezeptoren
4.2. Bindung an die Rezeptoren,
4.3. Diffusion in Flüssigkeitsräume, die auf Grund der physikochemischen Eigenschaften der Substanz zugänglich sind und Eiweißbindung,
4.4. Transport und Diffusion in die Eliminationsorgane,
5. Metabolisierung,
6. Irreversible Elimination des Pharmakons und seiner Metabolite.

Die ersten beiden Schritte werden auch als Absorption bezeichnet. In Abhängigkeit von der galenischen Zubereitung können diese Schritte geschwindigkeitsbestimmend (Retardpräparate) werden. Alle Prozesse, die zur Erhöhung der Konzentration des Pharmakons am Wirkort beitragen, werden häufig zu einem einheitlichen Vorgang der Invasion zusammengefaßt, der durch eine einzige Geschwindigkeitskonstante ^1k_i oder ^1k_a charakterisiert wird. Umgekehrt bezeichnet man alle Prozesse, die zur Erniedrigung der Konzentration am Wirkort führen, als *Evasion* oder Elimination, die wiederum häufig durch eine einzige Geschwindigkeitskonstante ^1k_e gekennzeichnet werden. Im Organismus laufen nach der Applikation einer Substanz die Invasions- und Evasionsprozesse gleichzeitig ab. Die Vorstellung, die Invasion und die Elimination als einheitliche Prozesse aufzufassen, die in vielen Fällen durch ein Zeitgesetz 1. Ordnung approximiert werden können, geht auf Dost (1953) zurück.

Für die Absorption aus dem Muskeldepot wird angenommen, daß die Menge, die ins Blut übertritt, jeweils der im Depot noch vorhandenen Menge proportional ist. Das Differentialgleichungssystem zu dem jetzt betrachteten Flußschema entspricht dem der Folgereaktion 1. Ordnung Gl. (2.18). Für die Mengen m, b und u ergibt sich:

$$\dot{m} = -{}^1k_a m, \tag{3.30a}$$

$$\dot{b} = +{}^1k_a m - {}^1k_e b, \tag{3.30b}$$

$$\dot{u} = \qquad\quad + {}^1k_e b. \tag{3.30c}$$

Die Massenbilanz mit $b(0) = u(0) = 0$ lautet

$$m(t) + b(t) + u(t) = m(0) = D.$$

Die Abnahme der Menge des Pharmakons in M und die Zunahme in B entspricht formal den Gl. (3.11; 3.12), die bereits für den Schritt $B \xrightarrow{{}^1k_e} U$ abgeleitet wurden:

$$m(t) = m(0)\, e^{-{}^1k_a t} \quad \text{und}$$

$$b(t)|_+ = m(0)\, (1 - e^{-{}^1k_e t}).$$

Für die reine Invasion ergibt sich somit eine Konzentration $b(t)$ im Blut, die durch

$$c(t)|_+ = \frac{D}{V}\, (1 - e^{-{}^1k_a t}) \tag{3.31}$$

gegeben ist. Die Invasionskurve ist experimentell nur zugänglich, wenn ${}^1k_e$ klein gegen ${}^1k_a$ ist, also die Elimination praktisch vernachlässigt werden kann. DOST und andere Autoren haben Verfahren zur Rekonstruktion der Invasionskurve angegeben, die auch dann anwendbar sind, wenn beide Geschwindigkeitskonstanten die gleiche Größenordnung aufweisen.

Wenn Invasion und Elimination gleichzeitig ablaufen, muß das Differentialgleichungssystem (3.30) insgesamt integriert werden. Die Lösung ist schon von Gl. (2.19) bekannt:

$$c(t) = \frac{D}{V}\, \frac{{}^1k_a}{{}^1k_a - {}^1k_e}\, (e^{-{}^1k_e t} - e^{-{}^1k_a t}). \tag{3.32}$$

Für $^1k_e \ll {}^1k_a$ ergibt sich sofort Gl. (3.31). Zeitpunkt und Höhe des Maximums sind durch Gl. (2.20a, b) gegeben. Typische Kurvenverläufe sind auf der Abb. 36 für ein Verhältnis von $^1k_a:{}^1k_e = 1{:}2$ und umgekehrt zu sehen. Diese Kurven wurden durch Simulation des Differentialgleichungssystems (3.30) erhalten. Man kann natürlich auch die analytische Lösung Gl. (3.32) benutzen, die den Namen BATEMAN-*Funktion* trägt. Sie wurde 1910 von BATEMAN für den Zerfall einer radioaktiven Muttersubstanz in eine radioaktive Tochtersubstanz entwickelt.

Da die Kurven für den Blutspiegel $b(t)$ jetzt ein Maximum aufweisen, kann man nicht ohne weiteres den Begriff der Eliminationshalbwertszeit anwenden. Wir wollen überlegen, wann der Begriff der Halbwertszeit jetzt noch sinnvoll angewandt werden kann. Dazu betrachten wir die

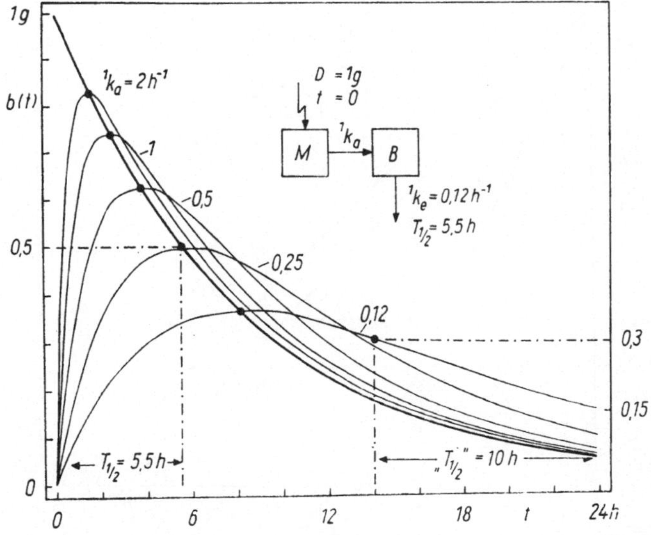

Abb. 37. Verlauf der BATEMAN-Funktion für verschiedene Absorptionsgeschwindigkeitskonstanten ^1k_a = 2,0; 1,0; 0,5; 0,25; und 0,12 h⁻¹ bei gleicher Eliminationsgeschwindigkeitskonstanten ^1k_e = 0,12 h⁻¹. Alle Maxima liegen auf der Kurve, die sich für die rasche intravenöse Injektion ergibt

Abb. 37, die den Verlauf der BATEMAN-Funktion für verschiedene Werte der Invasions-Konstanten ^1k_a bei gleicher
Eliminationskonstanten ^1k_e zeigt. Alle Maxima liegen auf
derjenigen Kurve, die der raschen intravenösen Injektion
entspricht. Außerdem ist zu sehen, daß sich bei gleicher
Eliminationshalbwertszeit in Abhängigkeit von der Invasionsgeschwindigkeit ein unterschiedlicher Verlauf ergibt. Ganz offensichtlich ist hier die Vorstellung einer
Halbwertszeit nicht ohne weiteres anwendbar. Völlig
falsch wäre es, diejenige Zeit als Halbwertszeit anzu-
sprechen, nach der der halbe maximale Wert erreicht
wird. Aber auch für den auslaufenden flachen Teil der
Kurven in der Abb. 37 ergäben sich große Fehler, so z. B.
für die Kurve mit $^1k_a = {}^1k_e$ eine Halbwertszeit von

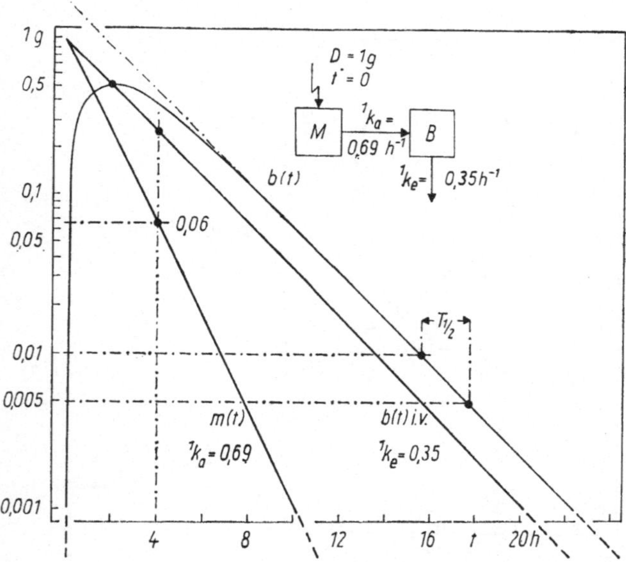

Abb. 38. Verlauf der BATEMAN-Funktion in halblogarithmischer Darstellung für
den ersten Fall der Abb. 36. Nach 4 Stunden beginnt sich die BATEMAN-
Funktion der Geraden anzunähern, die parallel zur Geraden für die
reine Elimination nach intravenöser Injektion der Substanz verläuft

10 Stunden und damit ein Fehler von ca. 100%. Andererseits ist zu sehen, daß sich die Kurven der BATEMAN-Funktion um so besser an die Eliminationskurve der intravenösen Injektion anschmiegen, je größer die Invasionskonstante ^1k_a ist. Das ist verständlich, weil die intravenöse Injektion theoretisch einem $^1k_a = \infty$ entspricht. *Folglich kann die Eliminationshalbwertszeit nur dann aus dem abfallenden Teil der BATEMAN-Funktion bestimmt werden, wenn der Invasionsvorgang praktisch beendet ist* (vgl. Abb. 36).

Die *halblogarithmische Darstellung der* BATEMAN-*Funktion* auf den Abb. 38, 39 zeigt dies noch deutlicher. Erst dort, wo die

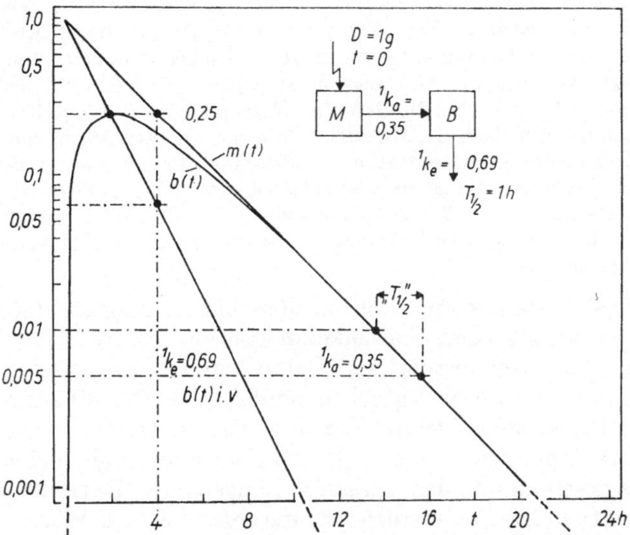

Abb. 39. Verlauf der BATEMAN-Funktion für den zweiten Fall von Abb. 36. Die BATEMAN-Funktion geht ebenfalls in eine Gerade über, die sich jedoch an die Gerade für *m(t)* annähert, da die Absorption in diesem Fall der geschwindigkeitsbestimmende Schritt ist. Eine Bestimmung von $T_{1/2}$ aus dem abfallenden Teil der BATEMAN-Funktion ergibt 2 Stunden. Die tatsächliche Eliminationshalbwertszeit bei intravenöser Injektion beträgt aber 1 Stunde. Es wurde somit eine „Invasionshalbwertszeit" bestimmt

BATEMAN-Funktion in eine Gerade übergeht, die parallel zur Eliminationsgeraden für die intravenöse Injektion verläuft (Abb. 38), kann die Eliminationshalbwertszeit abgegriffen werden. Diese Parallelität zur reinen Elimination tritt nur dann in Erscheinung, wenn die Absorptionskonstante größer ist als die Eliminationskonstante. Im umgekehrten Fall (Abb. 39) verläuft der abfallende lineare Teil der BATEMAN-Funktion parallel zu einer Geraden, die sich für die Abnahme von $m(t)$ ergibt, während die Gerade für die reine Elimination steiler verläuft. Dies bedeutet, die aus dem logarithmisch linearen Teil der BATEMAN-Funktion in diesem Falle abgegriffene Halbwertszeit ist eigentlich eine „Invasionshalbwertszeit". Allgemein kann festgestellt werden, daß *die BATEMAN-Funktion in halblogarithmischer Darstellung nach Überschreiten des Maximums in eine Gerade übergeht, deren Steigung von dem jeweils geschwindigkeitsbestimmenden Teilprozeß abhängt*. Diese Tatsache ist für die praktische Anwendung der Bestimmung pharmakokinetischer Parameter von Substanzen wichtig, die langsam absorbiert werden. Darüber hinaus zeigt die Abb. 38, daß eine Extrapolation des logarithmisch linearen Teils der BATEMAN-Funktion zur Ermittlung der fiktiven Anfangskonzentration unzulässig ist. Für diesen Zweck muß die Gerade solange parallel verschoben werden, bis sie durch das Maximum der BATEMAN-Funktion geht. Erst dann erhält man den richtigen Ordinatenabschnitt für die fiktive Anfangskonzentration.

Die BATEMAN-Funktion in der bisher dargestellten Form wird in der pharmakokinetischen Literatur sehr häufig zur Auswertung von Daten herangezogen. Dafür soll noch ein Beispiel gegeben werden. Die Abb. 40 zeigt den Plasmaspiegelverlauf der Gesamtradioaktivität nach oraler Applikation eines ^{3}H-markierten Steroids beim Beagle-Hund und den Verlauf der angepaßten BATEMAN-Funktion. Die Parameterschätzung ergab folgende Werte: Anfangskonzentration für äquivalente intravenöse Injektion $c(0) = 12\%$, Geschwindigkeitskonstante für die Absorption $^1k_a = 0,9$ h^{-1} und Geschwindigkeitskonstante für die Elimination $^1k_e = 0,07$ h^{-1}, bzw. $T_{1/2} = 10$ h. Mit diesen Parametern aus der Einmalapplikation wurde mit Hilfe eines Analogcomputers der Verlauf berechnet, der sich bei wiederholter oraler Applikation von 6 Dosen im

Abstand von $\tau = 24$ h ergeben müßte. Dieser Verlauf konnte experimentell voll bestätigt werden (Abb. 41). Die gute Übereinstimmung zwischen Vorhersage und Experiment spricht für die Anwendbarkeit des Ein-Kompartment-Modells in diesem Fall. Da keine Initialdosis verwendet wurde, steigt der mittlere Plasmaspiegel leicht

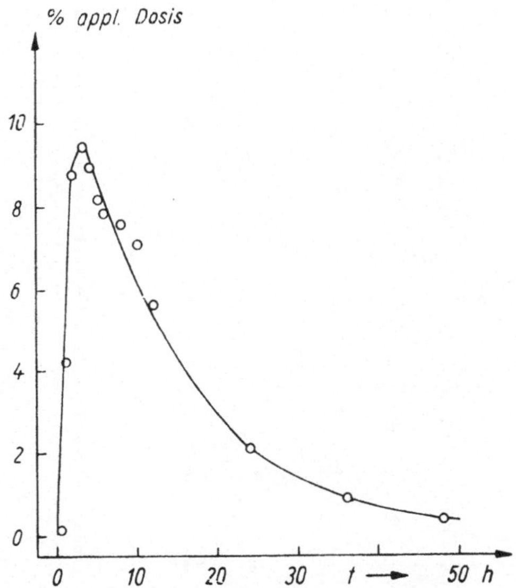

Abb. 40. Plasmaspiegelverlauf der Gesamtradioaktivität nach oraler Applikation eines ^{3}H-markierten Steroids beim Beagle-Hund und Verlauf der angepaßten BATEMAN-Funktion mit $c(0) = 12\%$, $^1k_a = 0,9\,\text{h}^{-1}$ $^1k_e = 0,07\,\text{h}^{-1}$

an, nach Gl. (3.24) errechnet man einen Kumulationsfaktor von $R = 1,23$.

Mit einmal bestätigten pharmakokinetischen Parametern können nun die Plasmaspiegelverläufe für beliebige Dosierungsschemata berechnet werden. So ist auf der Abb. 42 der Verlauf des Plasmaspiegels für verschiedene Initialdosen D^* dargestellt. Solche pharmakokinetischen

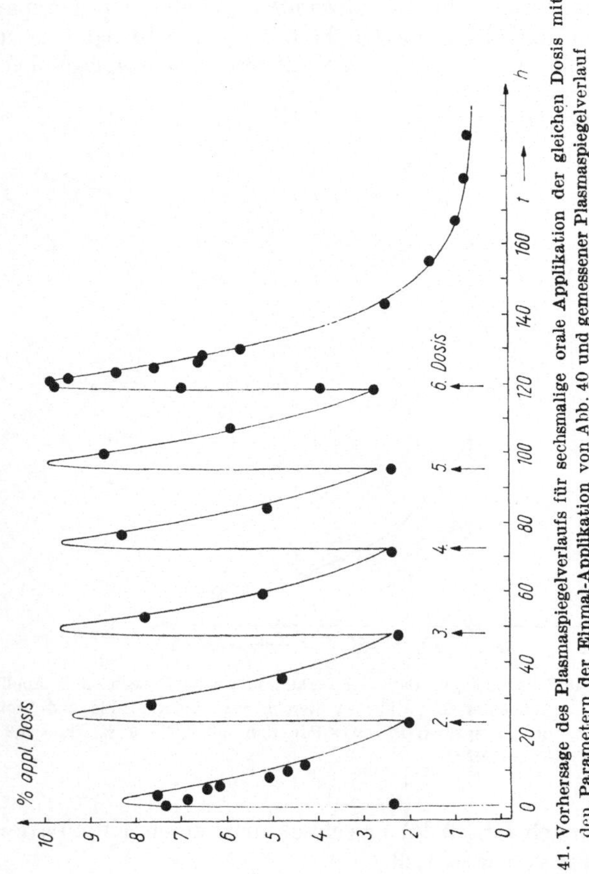

Abb. 41. Vorhersage des Plasmaspiegelverlaufs für sechsmalige orale Applikation der gleichen Dosis mit den Parametern der Einmal-Applikation von Abb. 40 und gemessener Plasmaspiegelverlauf

Untersuchungen können zusammen mit experimentellen Erfahrungen zu verbesserten Dosierungsvorschriften führen.

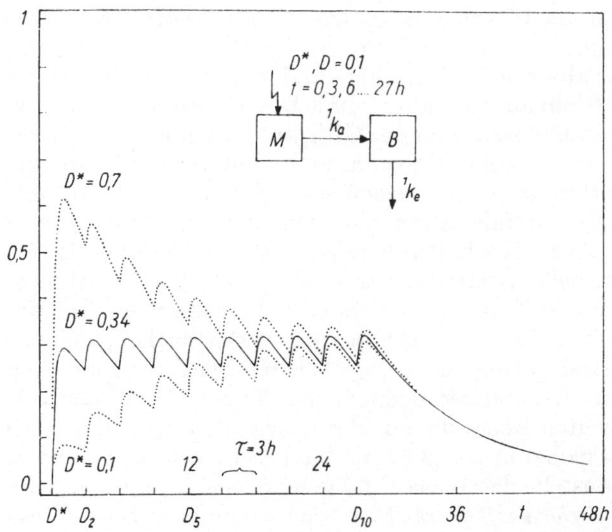

Abb. 42. Einfluß der Initialdosis D auf das Erreichen der Kumulationsgrenz-werte im Modell mit Absorption und Elimination 1. Ordnung. Da $^1k_a = 3$ h^{-1} groß gegen $^1k_e = 0,11$ h^{-1} ($T_{1/2} = 6$ h) gewählt wurde, ver-hält sich der Blutspiegel nahezu wie im Einkompartment-Modell mit intravenöser Injektion. Nach Tab. 4 ergibt sich für $\varepsilon = 0,5$ ein Kumu-lationsfaktor von 3,4 und nach Gl. (3.25) nach 10 Dosen eine Sättigung von 97%. Daraus folgt ein Blutspiegelmaximum von 0,33 Einheiten im Ein-Kompartment-Modell, durch den Absorptionsprozeß erreicht das Maximum nur einen Wert von 0,32 Einheiten

Für praktische Belange bedarf dieses Modell noch zweier Ergänzungen. Die erste betrifft das Problem der Vollständigkeit der Absorption, insbesondere bei der ente-ralen Absorption und die zweite das Auftreten von ver-schiedenartigen Verzögerungen bei der Freisetzung des Wirkstoffes bzw. im Absorptionsprozeß.

8*

3.3.6. *Ein-Kompartment-Modell mit unvollständiger*
verzögerter Absorption

Wenn ein Pharmakon in den Gastrointestinaltrakt (GI)
gelangt, besteht die Möglichkeit, daß nur ein Teil der
Dosis absorbiert wird, während der Rest unverändert mit
dem Stuhl ausgeschieden wird. Die Absorption hängt von
dem Füllungszustand des GI-Traktes ab und kann außerdem für einzelne Substanzen in unterschiedlichen Abschnitten ganz verschieden sein. Entsprechende Modelle
für die enterale Absorption mit Berücksichtigung verschiedener Abschnitte wurden z. B. von KÜBLER (1977)
entwickelt. Weiterhin kann trotz vollständiger Absorption im GI-Trakt bei der ersten Leberpassage ein Teil der
Substanz durch Metabolisierung verlorengehen, und nur
der Rest gelangt in den großen Kreislauf. Es gibt noch
eine Reihe anderer Phänomene, die den Anteil der ver-
abreichten Dosis, die im Blut erscheint, vermindert. Dies
kann global in Gl. (3.32) dadurch berücksichtigt werden,
daß anstelle der Dosis D fD geschrieben wird, wobei f die
biologische Verfügbarkeit ist. Sie ist definiert als die *Frak-*
tion f der Dosis, die in den großen Körperkreislauf gelangt.
f ist dimensionslos und hat im Falle der intravenösen Injektion den Wert 1. Die intravenöse Injektion wird häufig
als Bezugsgröße für die Bestimmung von f herangezogen.
Ein zweiter Effekt, der bei der Absorption berücksichtigt werden soll, ist die *Verzögerungszeit (lag time)*. Die
Verzögerungszeit kann aufgefaßt werden als die Zeit nach
der oralen Verabreichung, in der noch keine Absorption
erfolgt bzw. keine Substanz im Blut erscheint. Die physio-
logische Basis der Verzögerung kann ganz unterschiedlich
sein. Es können eine Rolle spielen: Die Zeit für die Freisetzung des Pharmakons aus der Applikationsform (Auf-
lösung einer Tablette), die Ausfällung einer vorher gelösten Substanz im Magen, die unterschiedliche Füllung
des Magen-Darm-Kanals, die Absorption von Substanzen
in bestimmten Abschnitten des Magen-Darm-Kanals u. a.

Viele Substanzen werden z. B. nur im Dünndarm absorbiert, was auf jeden Fall zu einer Verzögerung im Ansteigen des Blutspiegels führen muß. In den meisten Fällen wird dieser Sachverhalt nicht näher analysiert, sondern die Verzögerungszeit als ein Parameter angesehen, der eine bessere Datenanpassung ermöglicht.

Für die Modellierung der genannten Phänomene gibt es zwei verschiedene Möglichkeiten mit unterschiedlicher Bedeutung: einerseits die Einführung einer *echten Totzeit* T_d (T_{delay}) und zum anderen die Modellierung durch ein *Verzögerungsglied n-ter Ordnung*. Der Unterschied besteht im folgenden:
Die echte Totzeit kann am besten als reine Transportverzögerung verstanden werden. Wenn das Pharmakon nur in einem bestimmten Darmabschnitt absorbiert wird, so vergeht nach der oralen Applikation ein Zeitintervall T_d, in dem überhaupt keine Absorption erfolgen kann. Die Verzögerungszeit T_n eines Verzögerungsgliedes n-ter Ordnung kann durch n hintereinandergeschaltete Kompartimente veranschaulicht werden. Wenn man in dem ersten Kompartment die Konzentration plötzlich auf einen bestimmten Wert erhöht, so wird sich dies in den nachfolgenden Kompartimenten nicht sofort auswirken, sondern dort steigt die Konzentration nacheinander s-förmig von Null beginnend auf den Maximalwert an. In den meisten Fällen wird bei der Modellierung nur ein Verzögerungsglied 1. Ordnung mit der Zeitkonstante T_1 verwendet. Mathematisch heißt das, daß die zu verzögernde Größe mit dem Term $(1 - e^{-t/T_1})$ multipliziert wird. Diese Funktion hat die Eigenschaft, daß nach Ablauf der Zeit T_1 63% und nach Ablauf von $3\,T_1$ 95% vom Endwert erreicht sind. Diese Funktion trat bereits beim Übergang von einem Steady-State in ein neues im Falle der intravenösen Infusion auf.

Die BATEMAN-*Funktion* mit Berücksichtigung der *unvollständigen Absorption fD* und mit der *Totzeit T_d* für die Konzentration im Plasma lautet

$$c(t) = \frac{fD}{V}\,\frac{^1k_a}{^1k_a - {}^1k_e}\,\left(e^{-{}^1k_e(t-T_d)} - e^{-{}^1k_a(t-T_d)}\right). \qquad (3.33)$$

Diese Gleichung ergibt eine um die Zeit T_d verschobene BATEMAN-Kurve.

Zu dieser Gleichung noch einige Bemerkungen. Die Gl. (3.33) ist ebenso wie die Gl. (3.32) nicht anwendbar, wenn $^1k_a = {}^1k_e$ ist. Bei Verwendung des zugrundliegenden Differentialgleichungssystems für die Simulation tritt diese Schwierigkeit nicht auf. Ebenso ist Gl. (3.33) nicht gültig, für $t < T_d$, dafür ist $c(t) = 0$ zu setzen. Ferner kann nach oraler Applikation V nicht absolut bestimmt werden. Nur die relativen Werte V/f sind bestimmbar. Für die absolute Bestimmung ist zusätzlich eine Auswertung der intravenösen Injektion notwendig. Die Geschwindigkeits- und Zeitkonstanten werden von der biologischen Verfügbarkeit nicht beeinflußt.

Das Schema und die Differentialgleichung für eine Absorption mit der Verzögerungszeit T_1 sind folgendermaßen abzuändern (s. Schema in Abb. 43). R ist z. B. ein Retard-Präparat, das nach Applikation in M mit einer Verzögerung 1. Ordnung freigesetzt wird. Daher lautet das Differentialgleichungssystem:

$$\dot r = -\frac{1}{T_1}\, r, \qquad\qquad (3.34\text{a})$$

$$\dot m = \frac{1}{T_1}\, r - {}^1k_a m, \qquad\qquad (3.34\text{b})$$

$$\dot b = \qquad\qquad {}^1k_a m - {}^1k_e b. \qquad\qquad (3.34\text{c})$$

Die Verzögerung 1. Ordnung in B kommt durch die Zwischenschaltung von M zustande, eine Verzögerung 2. Ordnung würde sich durch die Zwischenschaltung eines weiteren Kompartments ergeben. Anstelle der Freisetzung des Wirkstoffes durch eine Verzögerung 1. Ordnung kann auch ein Zeitgesetz 0. Ordnung angesetzt werden, wonach, ähnlich wie bei der Infusion, der Wirkstoff etwa mit konstanter Rate freigesetzt wird. Für die unvollständige Absorption kann man z. B. einen Abfluß aus M im Modell annehmen.

Die Abb. 43 zeigt den Einfluß der Verzögerungszeit T_1 auf die Blutspiegelkurve bei gleichen Werten von ^1k_a und ^1k_e. Je größer T_1, desto flacher werden die Verläufe, die

Flächen unter den Blutspiegelkurven bleiben jedoch gleich groß. Außerdem ist in der Abbildung der Verlauf der BATEMAN-Funktion mit einer Totzeit T_d entsprechend Gl. (3.33) angegeben. Der Unterschied ist offensichtlich: T_d bewirkt eine reine Verschiebung der Kurve in Richtung

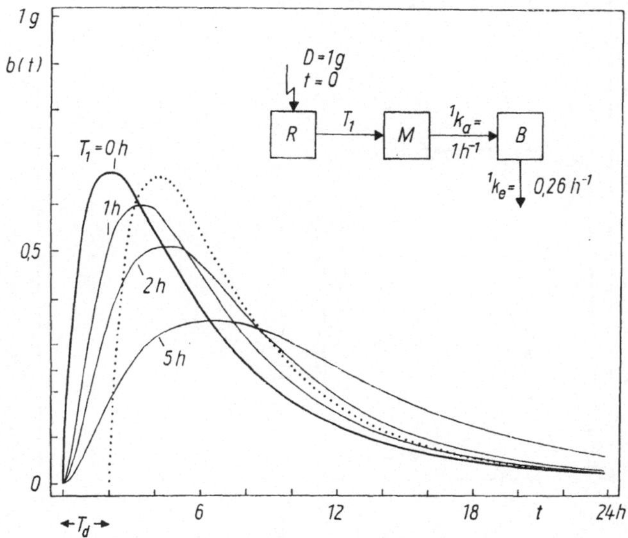

Abb. 43. BATEMAN-Funktion mit einer Totzeit $T_d = 2$ h (.....) und Einfluß einer Verzögerungszeit $T_1 = 0; 1; 2; 5$ h auf den Verlauf der BATEMAN-Funktion mit $^1k_a = 1$ h⁻¹ und $^1k_e = 0,2$ h⁻¹

t-Achse, während T_1 zu einem sigmoiden Anstieg und einer Verkleinerung des maximalen Wertes führt.

Mit den Gl. (3.34a, b, c) wurde das zeitliche Verhalten der Plasmakonzentration von Isosorbiddinitrat, einer Standardtablette mit rascher Absorption, angepaßt. Mit den durch die Anpassung erhaltenen pharmakokinetischen Parametern ^1k_a, ^1k_e und $c(0)$ konnte der Verlauf der Plasmakonzentration für die Retardkapsel (Abb. 44) vorhergesagt werden. Mit einer Verzögerungszeit $T_1 = 5,5$ h

für die Freisetzung des Wirkstoffes aus der Kapsel ergab
sich eine gute Übereinstimmung mit den gemessenen
Mittelwerten von 10 Probanden. Dabei wurde berücksichtigt, daß von dem vierfachen Anfangswert nur etwa

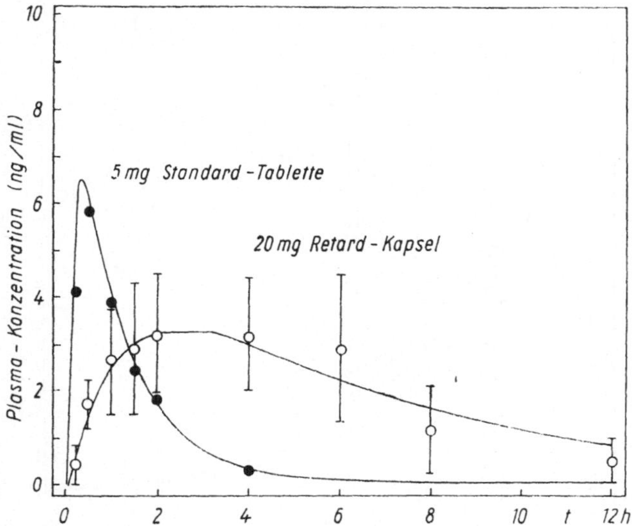

Abb. 44. Plasmakonzentration und Isosorbiddinitrat nach oraler Applikation
einer 5 mg Standard-Tablette und einer 20 mg Retard-Kapsel (Daten
nach ASSINDER et al.). Die ausgezogenen Kurven wurden durch Computersimulation mit dem Modell 3.34 erhalten. Für die Standard-
Tablette ergab die Datenanpassung $^1k_a \approx 8\,h^{-1}$. ($T_{1/2} \approx 5$ min) $^1k_e =$
$0{,}9\,h^{-1}$ ($T_{1/2} = 46$ min) und $T_1 = 0$ h. Die Meßwerte der Retardkapsel
konnten mit einer Verzögerungszeit von $T_1 = 5{,}5$ h am besten angepaßt werden

80% im Vergleich zur Standardtablette biologisch verfügbar sind, weil die Substanz einer Metabolisierung
unterliegt. Eine Verbesserung der Anpassung wäre noch
möglich, wenn für die Freisetzung des Wirkstoffes anstelle
des Zeitgesetzes 1. Ordnung eine kompliziertere Funktion
gewählt worden wäre.

3.3.7. *Prinzip der korrespondierenden Flächen von* DOST

Bei der praktischen Anwendung der Pharmakokinetik spielt das Prinzip der korrespondierenden Flächen von DOST eine wichtige Rolle, so z. B. in der klinischen Pharmakologie im Rahmen der Dosisfindung beim Übergang

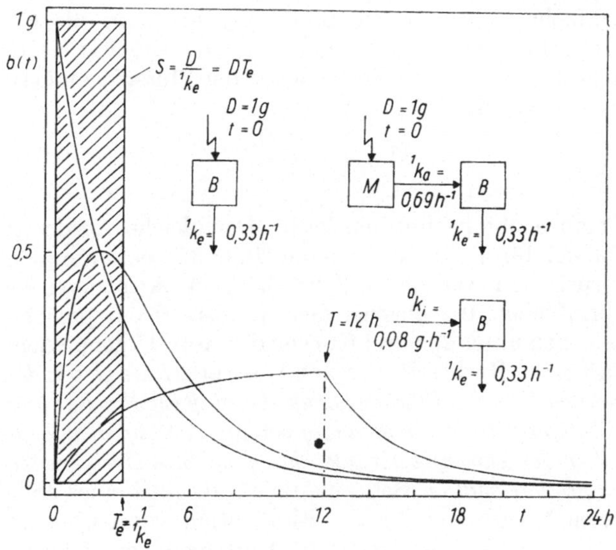

Abb. 45. Die Flächen unter den Kurven für die rasche intravenöse Injektion (^1k_e = 0,33 h^{-1}) die enterale Absorption (^1k_a = 0,69 h^{-1}, ^1k_e = 0,33 h^{-1} und die Dauerinfusion (^0k_i = 0,08 g · h^{-1}, ^1k_e = 0,33 h^{-1}, T = 12 h) der gleichen Dosis von D = 1 g sind gleich. Sie lassen sich durch die Fläche des Rechtecks $F = D/^1k_e$ bzw. $F = DT_e$ darstellen. T_e wird als Zeitkonstante der Elimination bezeichnet

von einer Applikationsart auf eine andere. Mit Hilfe dieses Prinzips kann die Frage nach der äquivalenten enteralen und parenteralen Dosis beantwortet werden.

Aus den bisher behandelten Modellen folgt, daß die Höhe der Arzneimittelkonzentration im Blut von folgenden Größen abhängt: Von der in das Verteilungsvolumen aufgenommenen Dosis D, von der Größe des Verteilungsvolumens V, von der Eliminationskonstanten ^1k_e und dem Zeitverhalten der Invasion, das seinerseits von mehreren Parametern abhängen kann. Das Verteilungsvolumen und die Eliminationskonstante sind für eine bestimmte Dosis einer Substanz für ein Individuum als biologische Standardgrößen aufzufassen. Diese Größen sind untereinander in einfacher Weise verknüpft. Integriert man die Gl. (3.11b) für die intravenöse Injektion von $t = 0$ bis $t = \infty$, d. h. bestimmt man die Fläche unter der Blutspiegelkurve $c(t)$, so erhält man

$$\mathrm{AUC_{iv.}} = \frac{D}{^1k_e V},$$

wie man leicht nachprüfen kann. Der gleiche Ausdruck ergibt sich für die Integration der Gl. (3.32), der enteralen Absorption und für die Gl. (3.28, 3.29) für die intravenöse Dauerinfusion. Bei gleicher Gesamtdosis D entsprechen die Flächen unter den drei Kurven der Abb. 45 genau dem schraffierten Rechteck. Das von DOST erkannte *Gesetz der korrespondierenden Flächen besagt also, daß die Fläche unter der Blutspiegelkurve unabhängig von der Art und dem Zeitverhalten der Invasion der tatsächlich im Blut erschienenen Dosis proportional ist.* Setzt man die Gültigkeit eines Zeitgesetzes 1. Ordnung für die Elimination voraus, so ist diese Fläche nur von der im Blut erschienenen Gesamtdosis und der totalen Clearance abhängig. $AUC = D/Cl_{tot}$, da $^1k_e V = Cl_{tot}$ ist. Diese Beziehung wurde schon weiter vorn auf andere Weise abgeleitet (vgl. Gl. (3.9)). Dort wurde bereits auf den Zusammenhang mit der Bioverfügbarkeit eingegangen, Gl. (3.10).

An dieser Stelle soll noch auf die Beziehung zwischen der Eliminationshalbwertszeit und der *Zeitkonstanten der Elimination* T_e eingegangen werden. Aus $Cl_{tot} = {}^1k_e V$ folgt

$$\frac{V}{Cl_{tot}} = \frac{1}{^1k_e} = T_e \qquad\qquad (3.25)$$

und aus $T_{1/2} = \ln 2/{}^{1}k_e$ ergibt sich $T_{1/2} = T_e \ln 2$. Während die Eliminationshalbwertszeit eine viel benutzte Größe ist, hat sich der Begriff der Zeitkonstanten der Elimination nicht so eingeführt, obwohl sie ebenfalls eine anschaulich interpretierbare Größe ist. Nach Gl. (3.25) ist T_e *die Zeit, in der das ganze Volumen einmal das Eliminationsorgan passiert hat.* Auf der Abb. 45 erkennt man zwei weitere Eigenschaften von T_e : 1. nach Ablauf der Eliminationskonstante sind 63% eliminiert bzw. 37% noch nicht eliminiert. (37% entspricht dem Abfall des Blutspiegels auf $e^{-1} = 1/e$). 2. ergibt das Produkt $T_e D$ gerade die Fläche des schraffierten Rechtecks.

3.4. *Mehr-Kompartment-Modelle*

Während im vorangegangenen Abschnitt ein gewisser Überblick über die wichtigsten Ein-Kompartment-Modelle angestrebt wurde, ist es das Ziel dieses Abschnittes, nur einige typische Beispiele von Mehr-Kompartment-Modellen vorzustellen. Sie sollen gegenüber den groben Näherungen der Ein-Kompartment-Modelle ein besseres Verständnis für die reale Kinetik von Pharmaka im Organismus bringen. Dabei wird in keinem Falle auf die analytische Lösung eingegangen, sondern ausschließlich die Computersimulation zur Veranschaulichung der Zusammenhänge herangezogen. Die Notwendigkeit, das Ein-Kompartment-Modell zu verlassen, ergibt sich häufig aus der Tatsache, daß nach intravenöser Injektion der Blutspiegel zunächst steil absinkt. In der halblogarithmischen Darstellung stellt sich deshalb der Verlauf des Blutspiegels nicht als eine Gerade dar. Das weist darauf hin, daß die Kinetik nicht durch ein einziges Kompartment bestimmt wird.

3.4.1. *Zwei-Kompartment-Modell mit intravenöser Injektion*

Das Zwei-Kompartment-Modell besteht aus dem bisherigen Kompartment B (dem *zentralen Kompartment*) und einem Nebenkompartment G (auch als *peripheres*

Kompartment bezeichnet), welches einen Teil der applizierten Dosis reversibel aufnimmt. *G* bedeutet hier die dem Medikament auf Grund seiner physikochemischen Eigenschaften zugänglichen Gewebe, extravasalen Räume, Lymphe und andere Flüssigkeiten, die ein schnelles Verteilungsgleichgewicht mit dem Blut zulassen (vgl. Schema in Abb. 46). Bei der intravenösen Injektion ist durch das Zusammenwirken der beiden Kompartimente ein *zweiphasiger Kurvenverlauf* zu erwarten. Etwas ähnliches trat bereits bei der BATEMAN-Funktion auf: Sie war im Anfangsteil durch Invasion und Elimination gleichzeitig, später dann nur noch durch den langsameren, geschwindigkeitsbestimmenden Teilprozeß von beiden bestimmt. Jetzt wird die *erste Phase* vorwiegend von der *Verteilung* der Substanz auf die beiden Kompartimente bestimmt sein, während die *zweite Phase* durch die *Elimination* aus *B* geprägt ist. Man bezeichnet die beiden Phasen auch als α- und β-Phase.

Wenn b und m die Mengen des Medikaments in B und G sind, so gilt:

$$\dot{b} = -{}^1k_2 b + {}^1k_3 g - {}^1k_4 b, \qquad (3.36\,\mathrm{a})$$

$$\dot{g} = +{}^1k_2 b - {}^1k_3 g. \qquad (3.36\,\mathrm{b})$$

Anstelle einer allgemeinen Lösung von Gl. (3.36) sollen nur zwei typische Grenzfälle diskutiert werden, die zeigen, unter welchen Bedingungen das Verhalten des Zwei-Kompartment-Modells in das des Ein-Kompartment-Modells übergeht.

1. Wenn die Geschwindigkeitskonstante ${}^1k_4 \ll {}^1k_3$ ist, so kommt es durch Diffusion näherungsweise zu einem Ausgleich zwischen B und G, da der Abfluß aus B sehr gering ist.

Nach Einstellung des Gleichgewichtes sind die effektiven Konzentrationen in beiden Kompartimenten gleich, d. h., es gilt

$$\frac{b}{V_B} = \frac{g}{V_G},$$

wobei V_B und V_G die scheinbaren Verteilungsvolumina von B und G sind. Folglich verhalten sich die relativen Mengen in beiden Kompartimenten proportional zu ihren scheinbaren Verteilungsvolumina V_B und V_G:

$$\frac{b}{g} = \frac{V_B}{V_G}.$$

Das eingestellte Gleichgewicht zwischen B und G ist dadurch gekennzeichnet, daß die Transportraten in beiden Richtungen gleich groß sind:

$$^1k_2 b = {}^1k_3 g \quad \curvearrowright \quad g = \frac{^1k_2}{^1k_3}\, b.$$

Wegen der Massenbilanz muß die Zunahme im Urin gleich der Abnahme in Blut plus Gewebe sein.

$$\dot{u} = -(\dot{b} + \dot{g}).$$

Setzt man in diese Gleichung $\dot{u} = {}^1k_4 b$ und $g = (^1k_2/^1k_3)\, b$ ein, so ergibt sich

$$^1k_4 b = -\left(\dot{b} + \frac{^1k_2}{^1k_3}\,\dot{b}\right) \quad \curvearrowright \quad \dot{b}\left(1 + \frac{^1k_2}{^1k_3}\right) = -{}^1k_4\, b$$

und schließlich erhält man

$$\dot{b} = -\underbrace{\frac{^1k_4}{1 + \dfrac{^1k_2}{^1k_3}}}_{k_e}\, b \quad (\text{für } {}^1k_4 \ll {}^1k_3). \qquad (3.37)$$

Da $^1k_2$, $^1k_3$ und $^1k_4$ Konstanten sind, kann man den Ausdruck in der letzten Gleichung mit k_e zusammenfassen.

Nach Einstellung des Gleichgewichtes gilt:

$$\dot{b} = -k_e b.$$

Dies ist dieselbe Gleichung wie für das Ein-Kompartment-Modell. Allerdings hat die Eliminationskonstante k_e hier eine andere Bedeutung. Sie ist eine Funktion (Gl. (3.37)) der sogenannten mikroskopischen Parameter $^1k_2$, $^1k_3$ und $^1k_4$. Die Eliminationskonstante k_e ist immer kleiner als $^1k_4$.

Einen typischen Verlauf im Zwei-Kompartment-Modell
für diesen Fall zeigt die Abb. 46. Nach Abklingen der
Verteilungsphase verhält sich das Zwei-Kompartment-

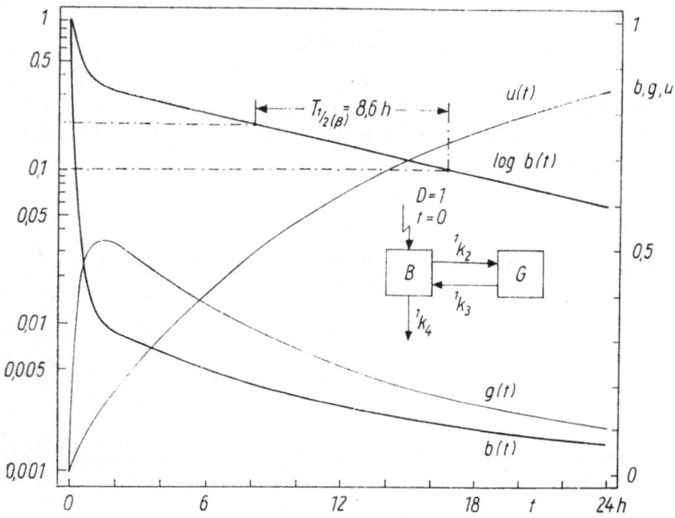

Abb. 46. Typische Kurvenverläufe im Zwei-Kompartment-Modell in linearer und
halblogarithmischer Darstellung für den Fall $^1k_4 \gg {}^1k_3$; $^1k_2 = 1,5\ h^{-1}$,
$^1k_3 = 1\ h^{-1}$ und $^1k_4 = 0,2\ h^{-1}$. Nach Gl. (3.37) ergibt sich eine makroskopische Eliminationskonstante $k_e = 0,08\ h^{-1}$. Sie entspricht einer
„biologischen" Halbwertszeit von $T_{1/2} = 8,6\ h$. Man kann sie aus der
Blutspiegelkurve in halblogarithmischer Darstellung nach dem Abklingen der Verteilungsphase abgreifen

Modell kinetisch praktisch wie ein Ein-Kompartment-
Modell.
2. Wenn $^1k_4 \gg {}^1k_3$ ist, so liegt eine Folgereaktion

$$G \xrightarrow{^1k_3} B \xrightarrow{^1k_4} U$$

vor, deren erster Schritt geschwindigkeitsbestimmend
ist. Es kommt nicht zu einem Verteilungsgleichgewicht
zwischen B und G, sondern zu einem Fließgleichgewicht
in B.

Wegen der geringen Höhe von b kann $\dot{b} \approx 0$ angenommen werden. Es gilt dann:

$$\dot{u} = -\dot{g} \quad \text{bzw.} \quad {}^{1}k_{4}b = {}^{1}k_{3}g - {}^{1}k_{2}b \quad g = \frac{{}^{1}k_{2} + {}^{1}k_{4}}{{}^{1}k_{3}}\, b.$$

Durch Einsetzen in $\dot{u} = -\dot{g}$ erhält man

$$ {}^{1}k_{4}b = -\frac{{}^{1}k_{2} + {}^{1}k_{4}}{{}^{1}k_{3}}\, \dot{b}.$$

Daraus folgt, daß man ähnlich wie im ersten Falle, aus den mikroskopischen Parametern eine makroskopische Eliminationskonstante k_e einführen kann:

$$\dot{b} = -\underbrace{\frac{{}^{1}k_{3}{}^{1}k_{4}}{{}^{1}k_{2} + {}^{1}k_{4}}}_{k_e}\, b \quad (\text{für } {}^{1}k_{4} \gg {}^{1}k_{3}). \tag{3.38}$$

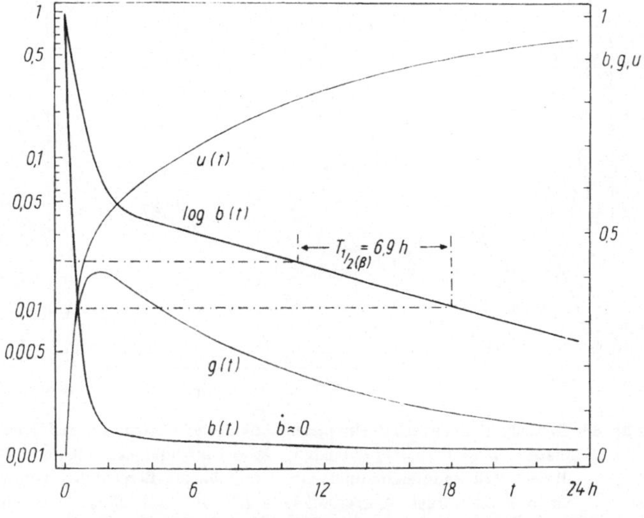

Abb. 47. Zwei-Kompartment-Modell für den Fall ${}^{1}k_{4} \gg {}^{1}k_{3}$; ${}^{1}k_{2} = 1\,\text{h}^{-1}$ ${}^{1}k_{3} = 0{,}2\,\text{h}^{-1}$ und ${}^{1}k_{4} = 1\,\text{h}^{-1}$. Nach Gl. (3.38) ergibt sich eine makroskopische Eliminationskonstante $k_e = 0{,}1\,\text{h}^{-1}$. Sie entspricht einer „biologischen" Halbwertszeit von $T_{1/2} = 6{,}9\,\text{h}$. Man kann sie ebenfalls aus der Neigung des terminalen Abschnittes der logarithmierten Blutspiegelkurve entnehmen

Auch in diesem Falle verläuft nach dem Abklingen der Verteilungsphase die Elimination näherungsweise nach einem Zeitgesetz 1. Ordnung. Die Abb. 47 zeigt ein typisches Beispiel dafür.

3.4.2. *Pharmakokinetisches Grundmodell*

Wenn man das Zwei-Kompartment-Modell durch ein Absorptions- und Eliminationskompartment ergänzt, so erhält man das sogenannte pharmakokinetische Grund-

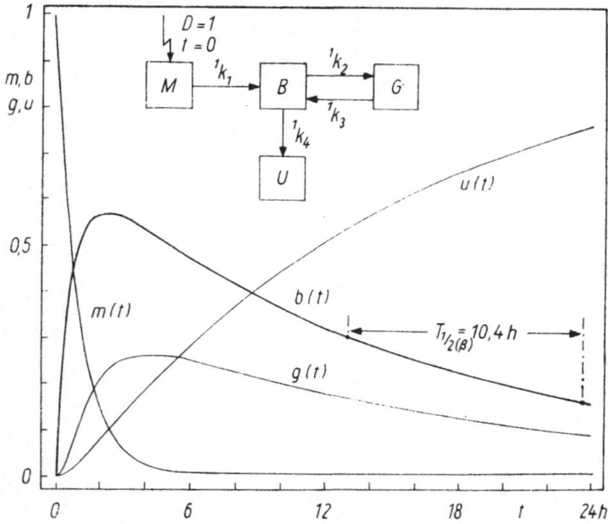

Abb. 48. Typische Kurvenverläufe im pharmakokinetischen Grundmodell. Parameter: $^1k_1 = 1\,\mathrm{h}^{-1}$, $^1k_2 = 0,5\,\mathrm{h}^{-1}$, $^1k_3 = 1\,\mathrm{h}^{-1}$ und $^1k_4 = 0,4\,\mathrm{h}^{-1}$. In diesem Fall kann näherungsweise Gl. (3.37) zur Berechnung von k_e angewendet werden. Man erhält $k_e = 0,067\,\mathrm{h}^{-1}$ und „$T_{1/2}$" $= 10,4\,\mathrm{h}$; k_e ist immer kleiner als $^1k_4$. Nach Überschreiten des Maximums im Gewebespiegel hat sich annähernd ein Verteilungsgleichgewicht zwischen Blut und Gewebe eingestellt. Bezüglich der Elimination des Pharmakons erscheinen beide als ein Kompartment. Für den terminalen Teil würde die logarithmierte Blutspiegelkurve ebenfalls eine Gerade ergeben, wie in Abb. 46

modell, das den typischen Substanzfluß durch den Körper angibt (s. Schema in Abb. 48). Mit m, b, g und u sind die Mengen in M (Magen-Darm-Kanal, Muskel, Haut), B (Blut), G (allgemeines Gewebe) und U (Urin) bezeichnet. Das Differentialgleichungssystem zu diesem Schema wurde schon weiter vorn abgeleitet. Mit den neuen Bezeichnungen (u ist die kumulative Menge im Urin) lautet es:

$$\dot{m} = -\,^1k_1 m, \tag{3.39a}$$

$$\dot{b} = +\,^1k_1 m - \,^1k_2 b + \,^1k_3 g - \,^1k_4 b, \tag{3.39b}$$

$$\dot{g} = \qquad\quad +\,^1k_2 b - \,^1k_3 g, \tag{3.39c}$$

$$\dot{u} = \qquad\qquad\qquad\quad +\,^1k_4 b. \tag{3.39d}$$

Unter der Voraussetzung, daß die Absorption im wesentlichen abgeschlossen und das Maximum im Gewebespiegel überschritten ist, kann das Modell mit den Beziehungen

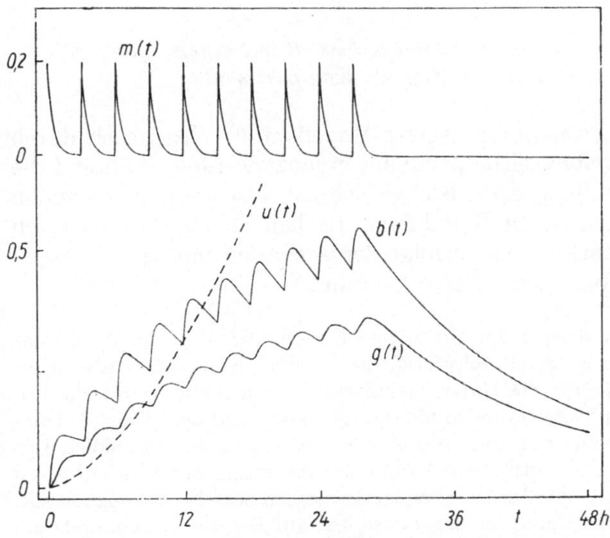

Abb. 49. Kurvenverläufe im pharmakokinetischen Grundmodell für M, B, G und U für eine zehnmalige Verabreichung einer gleichgroßen Dosis

9 Knorre

$^1k_4 \ll {}^1k_3$ oder $^1k_4 \gg {}^1k_3$ wiederum auf das Ein-Kompartment-Modell reduziert werden. Es gelten dann die Gl. (3.37) bzw. Gl. (3.38). Wenn diese Beziehungen nicht erfüllt sind, kann der Verlauf am einfachsten durch Computersimulation ermittelt werden (vgl. Abb. 48). Liegen die pharmakokinetischen Parameter durch Datenanpassung aus der Einmalapplikation vor, so kann durch Computersimulation das Verhalten des Blutspiegels für beliebige Dosierungsschemata vorhergesagt werden. Die Abb. 49 zeigt ein Beispiel für eine zehnmalige Verabreichung einer gleichgroßen Dosis von 0,2 Einheiten. Während im Absorptionskompartment M die Substanz immer wieder rasch verschwindet, tritt im Blut- und Gewebespiegel die typische Kumulationskurve auf. Dabei sind die Schwankungen im Gewebespiegel stärker geglättet. Dieser Effekt verstärkt sich noch, wenn eine Verzögerung im Absorptionsprozeß wirksam ist.

3.4.3. *Drei-Kompartment-Modell mit einem „flachen" und einem „tiefen" Kompartment*

Das Zwei-Kompartment-Modell muß gelegentlich durch ein weiteres Kompartment ergänzt werden. Während die Einstellung des Gleichgewichtes zwischen dem zentralen Kompartment B und dem „flachen" Kompartment rasch vonstatten geht, erfolgt der Ausgleich mit dem „tiefen" Kompartment relativ langsam.

Ein Beispiel für ein solches Modell zeigt die Abb. 50. In der Praxis ist es oft schwierig, die „tiefen" Kompartimente zu erfassen. Für die Unterscheidbarkeit ist notwendig, daß die Geschwindigkeitskonstanten des „flachen" und des „tiefen" Kompartments sich um etwa eine Zehnerpotenz unterscheiden. Das „tiefe" Kompartment kann einer Änderung der Konzentration in B nur sehr langsam folgen. Deswegen besteht die Möglichkeit, daß auch noch in der Phase des abfallenden Blutspiegels ein Einstrom in das „tiefe" Kompartment erfolgt. In der späten Phase der Elimination wird dann der Rückfluß aus dem „tiefen"

Kompartment zum geschwindigkeitsbestimmenden Schritt. Einen Hinweis auf das Vorhandensein eines „tiefen" Kompartments gibt deshalb die fehlende terminale Linearität in der halblogarithmischen Darstellung von Blutspiegelkurven. Existiert ein solcher „tiefer" Verteilungsraum, z. B. das Fettgewebe, so kann dies zur Folge haben, daß bei wiederholter Applikation

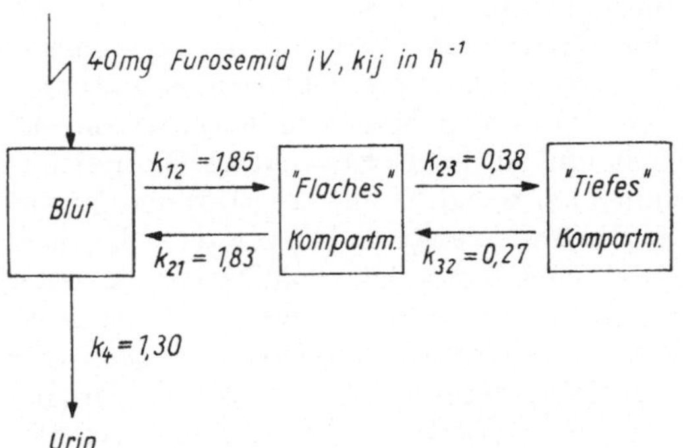

Abb. 50. Drei-Kompartment-Modell für die intravenöse Injektion von Furosemid. Die Geschwindigkeitskonstanten wurden aus den Serumkonzentrations-Zeit-Kurven mit dem Programmsystem CSMP berechnet (Nach RUPP)

eines Stoffes eine Akkumulation im Fettgewebe erfolgt. Die Ausscheidung signifikanter Mengen ist nach Absetzen des Medikaments verzögert und langsam. Spezielle Beispiele für solche „tiefen" Kompartimente sind Knochen in bezug auf Tetrazykline, Kalzium und Schwermetalle sowie auch das Fettgewebe in bezug auf Narkosegase, Barbiturate und biogene Amine.

3.4.4. *Lineares Drei-Kompartment-Modell mit First-Pass-Effekt*

Die Verteilung eines Pharmakons mit einer hohen hepatischen Clearance im Organismus hängt von seiner Applikationsart ab. Bekanntlich muß ein peroral eingenommenes Pharmakon nach seiner Freisetzung aus der Arznei-

9*

form erst von der gastrointestinalen Mucosa aufgenommen werden, um dann über die Mesenterialvenen, Pfortader, Leber und Lunge in den großen Kreislauf zu gelangen. Unterliegt es auf diesem Weg Veränderungen, die seine systemische Verfügbarkeit herabsetzen, so spricht man vom First-Pass-Effekt (FPE), oder vom First-Pass-Metabolismus. Ursprünglich war der Begriff „first-pass-effect" von HARRIS und RIEGELMAN (1969) für die Metabolisierung einer Substanz bei der ersten Leberpassage vorgeschlagen worden. Da es aber bereits in der gastrointestinalen Flüssigkeit und in der Darmwand zu Biotransformationen kommen kann, hat GARRETT (1975) den Begriff des *First-Pass-Effektes* erweitert. Er versteht darunter alle Effekte, die nach enteraler Applikation zu einer Herabsetzung der Verfügbarkeit führen: *Darmlumen-Metabolismus + Darmwand-Metabolismus + hepathischer Metabolismus*. Bedingt durch die anatomischen Verhältnisse ist also mit einem First-Pass-Effekt nach peroraler und nach intraperitonealer Verabreichung zu rechnen, während der intravenösen Verabreichung der Substanz die subcutane, intramuskuläre, buccale und sublinguale gleichzustellen ist. Nach rektaler Verabreichung von Suppositorien kann das Pharmakon sowohl in den peripheren als auch in den Pfortaderkreislauf gelangen, je nachdem, in welchem Abschnitt des Rektums die Absorption erfolgt. Im unteren Teil des Rektums gelangt das Pharmakon in die tiefe oder mittlere Haemorrhoidalvene und damit in die systemische Zirkulation. Ist das Pharmakon hingegen tief im Rektum drin, wird es in die obere Haemorrhoidalvene absorbiert, die direkt zur Leber führt.

Nach dem DOSTschen Prinzip sind die Flächen unter den Blutspiegelkurven der Fraktion des absorbierten Pharmakons proportional, falls Metabolismus und Ausscheidung einem Zeitgesetz 1. Ordnung ($\triangle$ linearer Kinetik) gehorchen. Unter der Voraussetzung einer vollständigen Absorption im GI-Trakt kann daher nach GIBALDI (1971) die Fraktion der Dosis f_{FPE}, die nach First-Pass-Effekt in den großen Kreislauf gelangt, ausgedrückt werden durch:

$$f_{\mathrm{FPE}} = \frac{AUC_{\mathrm{oral}}}{AUC_{\mathrm{iv.}}} \quad \text{bzw. \% First-Pass-Effekt}$$

$$= \left[\frac{AUC_{\mathrm{iv.}} - AUC_{\mathrm{oral}}}{AUC_{\mathrm{iv.}}}\right] 100.$$

Von COLBURN und GIBALDI wurden 1978 Formeln abgeleitet, die es ermöglichen, den Anteil des intestinalen First-Pass-Metabolismus und des hepatischen First-Pass-Metabolismus zu unterscheiden. Beim Menschen spielt in der Regel der zweite Effekt die größere Rolle. Es konnte für Lidocain durch Modellversuche am Hund gezeigt werden, daß nach oraler Applikation die Fläche unter der Blutspiegelkurve AUC_{oral} nur 15% von $AUC_{\mathrm{iv.}}$ betrug. Nach operativer Ausschaltung der Leber-Passage durch einen portokavalen Shunt stieg die Fläche AUC_{oral} auf über 80% von $AUC_{\mathrm{iv.}}$ an. Ein Beispiel für den intestinalen First-Pass-Metabolismus ist Isoproterenol. Trotz vollständiger enteraler Absorption besitzt es nach oraler Applikation nur einen Bruchteil der herzstimulierenden Wirkung wie nach intravenöser Injektion. Nach oraler Applikation werden über 90% als Sulfat renal ausgeschieden. Diese Konjugierung findet bereits während der enteralen Absorption in der Darmwand statt.

Durch Vergleich von $AUC_{\mathrm{iv.}}$ und AUC_{oral} konnte gezeigt werden, daß der First-Pass-Effekt bei vielen Arzneimitteln eine Rolle spielt. So z. B. bei Progesteron, Propoxyphen, Propranolol, Imipramin, Nortriptylin, Phenacetin, Salizylamid und Azetylsalizylsäure.

Zur Unterscheidung des FPE von der unvollständigen Absorption haben HARRIS und RIEGELMAN folgende Tabelle (s. S. 134) angegeben.

Die bisher behandelten pharmakokinetischen Modelle sind hinsichtlich des FPE inadäquat. Um den FPE zu berücksichtigen, muß ein weiteres Kompartment L (L Leber bzw. hepato-portales System) hinzugenommen werden. Solche Modelle wurden von GIBALDI und FELDMAN (1972) und VAUGHAN et al. (1975) untersucht.

Eine orale, rektal oder intraperitoneal applizierte Dosis gelangt vom GI-Trakt über das hepato-portale Kompartment L in den großen Kreislauf B. Dagegen erscheint bei intravenöser oder intramuskulärer Applikation die Substanz sofort im Kompartment B und wird entsprechend ihrem Verteilungsmuster verteilt. $^{1}k_m$ und $^{1}k_e$ sind die Geschwindigkeitskonstanten für die Metabolisierung in

Tabelle 5

Unterscheidung zwischen First-Pass-Effekt und unvollständiger Absorption

Unverändertes Pharmakon	Metabolit	Absorption	First-Pass-Effekt	
		vollst./unv.	ja	nein
$AUC_{oral}/AUC_{iv.} = AUC_{oral}/AUC_{iv.} = 1$		+		+
$AUC_{oral}/AUC_{iv.} < AUC_{oral}/AUC_{iv.} = 1$		+	+	
$AUC_{oral}/AUC_{iv.} = AUC_{oral}/AUC_{iv.} < 1$		+		+
$AUC_{oral}/AUC_{iv.} < AUC_{oral}/AUC_{iv.} < 1$		+	+	

der Leber und die renale Elimination. Zusätzlich müssen noch die aus der Ausgangssubstanz gebildeten Metaboliten M berücksichtigt werden, die sich ebenfalls in den Kompartimenten B' und G' verteilen können, bevor sie renal mit $^{1}k_e$ in U' eliminiert werden.

Das Differentialgleichungssystem für die Menge der Substanz gi, l, b, g, u in den Kompartimenten GI, L, B, G, U lautet:

$$\dot{gi} = -^{1}k_a gi, \tag{3.40a}$$

$$\dot{l} = +^{1}k_a gi - {}^{1}k_{21}l + {}^{1}k_{12}b - {}^{1}k_m l, \tag{3.40b}$$

$$\dot{b} = \qquad\quad + {}^{1}k_{21}l - {}^{1}k_{12}b - {}^{1}k_e b - {}^{1}k_{13}b + {}^{1}k_{31}g \tag{3.40c}$$

$$\dot{g} = \qquad\qquad\qquad\qquad\quad + {}^{1}k_{13}b - {}^{1}k_{31}g \tag{3.40d}$$

$$\dot{u} = \qquad\qquad\quad + {}^{1}k_e b. \tag{3.40e}$$

Die Menge der gebildeten Metaboliten wird mit m und die Teilmenge in den Kompartimenten B', G' und U' mit b', g' und u' bezeichnet. Der Einfachheit halber werden für die Metaboliten

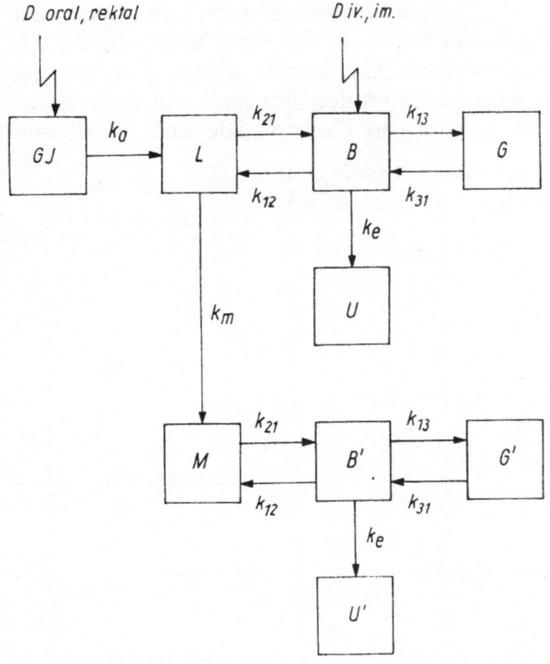

Abb. 51. Schema eines Modells mit First-Pass-Effekt

dieselben Geschwindigkeitskonstanten für die Verteilung und renale Ausscheidung wie für die Ausgangssubstanz angenommen. Für die Metaboliten ergeben sich somit vier weitere Differentialgleichungen:

$$\dot{m} = +{}^1k_m l - {}^1k_{21} m + {}^1k_{12} b', \qquad (3.41\,\text{a})$$

$$\dot{b}' = \quad\quad + {}^1k_{21} m - {}^1k_{12} b' - {}^1k_{13} b' + {}^1k_{31} g' - {}^1k_e b',$$

$$\qquad (3.41\,\text{b})$$

$$\dot{g}' = \quad\quad\quad\quad\quad + {}^1k_{13} b' - {}^1k_{31} g', \qquad (3.41\,\text{c})$$

$$\dot{u}' = \quad\quad\quad\quad\quad\quad\quad + {}^1k_e b'. \qquad (3.41\,\text{d})$$

Auf der Abb. 52 sind typische Kurvenverläufe für den
Gewebespiegel einer Substanz und ihrer Metaboliten nach
oraler und intravenöser Applikation gezeigt. Der zeitliche
Verlauf der Konzentration der Substanz und ihrer Metaboliten weist wesentliche Unterschiede auf. In diesem

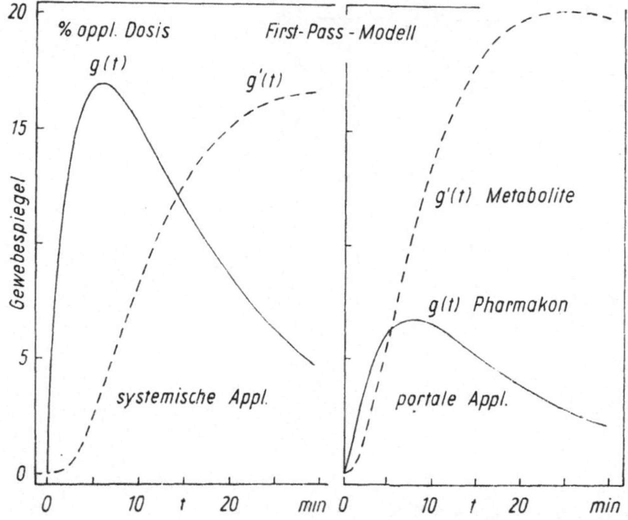

Abb. 52. Simulation des Gewebespiegels von Ausgangssubstanz $g(t)$ und Metaboliten $g'(t)$ für systemische und portale Applikation einer Dosis von
100 Einheiten. Die Analogcomputersimulation von Gl. (3.40, 3.41)
wurde mit folgenden Parametern durchgeführt: $V_1 = V_2 = V_3 = 5$ l.
Renale Clearance $^1k_e V_1 = 250$ ml/min, hepatische Clearance $^1k_m V_2 =$
$2\,500$ ml/min, $^1k_{21} V_2 = {}^1k_{12} V_1 = 1\,700$ ml/min, $^1k_{13} V_1 = {}^1k_{31} V_2 =$
500 ml/min und $^1k_a = \infty$

Beispiel sind sowohl das Maximum als auch die Gesamtmenge im Gewebe nach oraler Applikation auf 50% gegenüber der intravenösen Applikation reduziert. Interessant
ist ebenfalls das Verhältnis von Substanz zu Metaboliten
im Gewebe in Abhängigkeit von der Zeit. Beispielsweise
beträgt nach 5 Minuten das Verhältnis 1:1 für die portale
und etwa 8:1 für die systemische Applikation. Die Ver-

teilung von Imipramin (IP) und des Metaboliten Desmethylimipramin (DMI) im Hirn der Ratte entspricht qualitativ den simulierten Verhältnissen. Zu einem bestimmten Zeitpunkt nach intramuskulärer Applikation von 50 mg/kg finden sich im Gehirn 15 µg/g IP und kein DMI, während nach intraperitonialer Applikation IP und DMI gleiche Höhe erreichen.

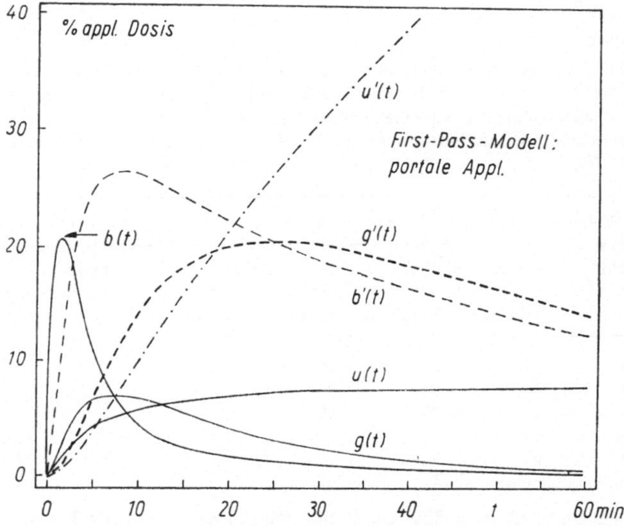

Abb. 53. Simulierte Kurvenverläufe für die Ausgangssubstanz (ausgezogene Linien) und Metaboliten (unterbrochene Linien) im First-Pass-Modell nach portaler Applikation von 100 Einheiten. Parameter wie in Abb. 52

Die Abb. 53 zeigt außer dem Gewebespiegel weitere Kurvenverläufe im Modell mit First-Pass-Effekt. Besonders augenfällig sind die großen Unterschiede der Flächen unter den Blutspiegelkurven für die unveränderte Substanz $b(t)$ und die Metabolite $b'(t)$ sowie die geringe Menge der unveränderten Substanz im Urin $u(t)$. Obwohl es sich bei dem Modell Gl. (3.40, 3.41) um ein lineares Modell mit starken Vereinfachungen handelt, zeigen doch die Kurvenverläufe der Abb. 53, daß ohne Computersimulation die Verhältnisse im Organismus kaum noch zu überblicken sind.

Mit diesem First-Pass-Modell kann man auch den Einfluß der Applikationsart auf das Verhältnis von unveränderter Substanz u zu Metaboliten u' im Urin erfassen. Die Tab. 6 zeigt den Einfluß der hepatischen Clearance und der Applikationsart auf den prozentualen Anteil von unveränderter Substanz und Meta-

Tabelle 6

Einfluß der Applikationsart auf den prozentualen Anteil von Ausgangssubstanz und Metaboliten im Urin in Abhängigkeit von der hepatischen Clearance $(k_m V_2)$ bei konstanter renaler Clearance $(k_e V, = 250\ \text{ml/min})$. Analogcomputersimulation von Gl. 3.40, 3.41) mit den Parametern wie in Abb. 3.52.

| hepatische Clearance (ml/min) | % eliminierte Menge | | | | Quotient |
| | systemische Appl. | | portale Appl. | | Substanz port./syste. A. |
	Substanz	Metabolit	Substanz	Metabolit	
250	53	47	46	54	0,87
500	39	61	30	70	0,77
1250	25	75	15	85	0,6
2500	19	81	8	92	0,42
5000	16	84	4	96	0,25

boliten im Urin. Je größer die hepatische Clearance, desto kleiner wird der Prozentsatz der unveränderten Substanz im Urin, wobei die Werte für die systemische Applikation immer über denen der portalen Applikation liegen. Dieses Modell besitzt eine weitere erwähnenswerte Eigenschaft. Vergrößert man bei konstanter hepatischer Clearance die renale Clearance, so erhöht sich zwar der prozentuale Anteil der unverändert ausgeschiedenen Substanz, aber das Verhältnis $u(\infty)_{\text{portal}}/u(\infty)_{\text{sys}}$ bleibt konstant. Es ist abhängig von der hepatischen, aber unabhängig von der renalen Clearance. GIBALDI und FELDMAN zeigten, daß aus diesem linearen Modell sich für den Quotienten

$$\frac{u(\infty)_{\text{portal}}}{u(\infty)_{\text{sys}}} = \frac{k_{21}}{k_{21} + k_m}$$

ergibt. Nach Erweiterung von Zähler und Nenner mit V_2 folgt:

$$\frac{u(\infty)_{\text{portal}}}{u(\infty)_{\text{sys}}} = \frac{k_{21} V_2}{k_{21} V_2 + k_m V_2},$$

$k_m V_2$ ist aber der hepatischen Clearance und $k_{21} V_2$ dem Transfer von Kompartment L nach Kompartment B, also dem Blutstrom durch die Leber proportional. Damit läßt sich die vorhergehende Gleichung folgendermaßen interpretieren:

$$f_{\text{FPE}} = \frac{u(\infty)_{\text{portal}}}{u(\infty)_{\text{sys}}}$$

$$= \frac{\text{Blutstrom durch die Leber}}{\text{Blutstrom durch die Leber} + \text{hepatische Clearance}}$$

Der Blutstrom durch die Leber (LBF = liver blood flow rate) beträgt etwa 1,3 l/min. GIBALDI und FELDMAN zeigten weiter, daß man auch allein aus den Daten der intravenösen Applikation den Wert von f_{FPE} abschätzen kann. Mit $Cl_{\text{tot}} = D_{\text{iv.}}/\text{AUC}_{\text{iv.}}$ ergibt sich

$$f_{\text{FPE}} = 1 - \frac{D_{\text{iv.}}}{\text{AUC}_{\text{iv.}} \, \text{LBF}} = 1 - \frac{Cl_{\text{tot}}}{\text{LBF}}.$$

Beispielsweise mit $Cl_{\text{tot}} = 150$ ml/min und LBF $= 500$ ml/min würden 90% der Dosis den großen Kreislauf erreichen.

Da es sich bei der Metabolisierung um enzymatisch katalysierte Prozesse handelt, sind grundsätzlich nichtlineare Effekte, wie Sättigungskinetik und Dosisabhängigkeit, zu erwarten. Dies wird besonders deutlich, wenn man die Fläche unter der Blutspiegelkurve über der Dosis aufträgt (Abb. 54). Nach dem DOSTschen Prinzip müßte sich eine Gerade ergeben. SHAND et al. (1972) konnten jedoch zeigen, daß die menschliche Leber in der Lage ist, Propranolol bis zu einer Dosis von 20 mg oral durch First-Pass-Metabolisierung vollständig zu eliminieren, und erst oberhalb dieses *Schwellenwertes* (T—threshold) existiert eine lineare Beziehung zwischen Dosis und Fläche unter der Blutspiegelkurve. Die Abb. 54a zeigt diesen nichtlinearen Zusammenhang zwischen Dosis und Verfügbarkeit im Blut: Die zunächst sehr schlechte systemische

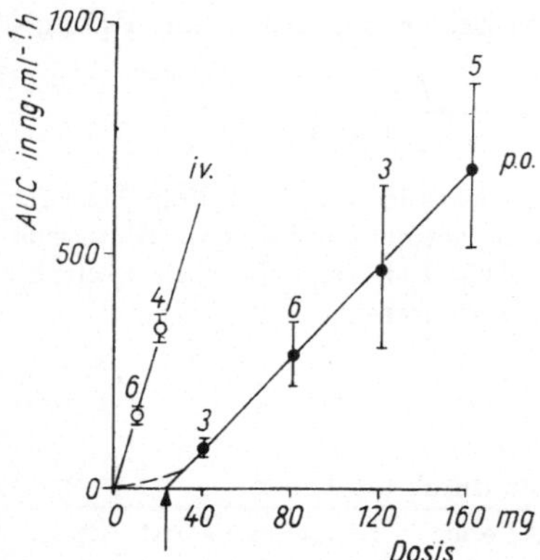

Abb. 54. Dosisabhängigkeit des First-Pass-Effektes

a) Flächen unter der Blutspiegelkurve nach oraler und intravenöser
Applikation verschiedener Dosen von Propanolol von 6 Probanden.
Der Pfeil weist auf den scheinbaren Schwellenwert hin. (Nach SHAND
et al.)

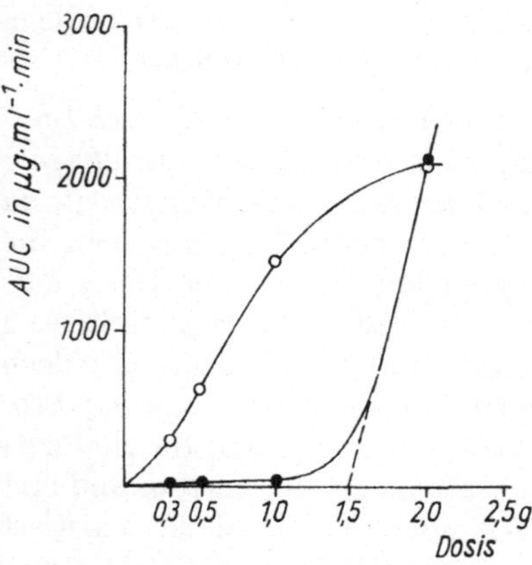

b) Flächen unter der Blutspiegelkurve von Salizylamid (●) und Gluko-
ronid (○) bei ein und demselben Probanden. Die extrapolierte Gerade
zeigt den Schwellenwert an, bei dem die metabolischen Prozesse gesättigt werden. (Nach RIEGELMAN et al.)

Verfügbarkeit nach oraler Applikation verbessert sich bei Dosiserhöhung. Diese Ergebnisse konnten durch Überprüfung an Patienten mit portokavalem Shunt bestätigt werden.

Diese Dosisabhängigkeit muß auch beim Darmwand-Metabolismus existieren. Er spielt z. B. für Salizylamid eine Rolle. RIEGELMAN et al. (1973) fanden, daß die Fläche unter der Plasmakonzentrationskurve bei oraler Applikation nur 1/200 der Fläche bei intravenöser Injektion nach einer Dosis von 300 mg Salizylamid beträgt. Auch bei einer Dosis von ca. 1 g gelangt noch der größte Teil als unwirksames Sulfat oder Glukuronid in den großen Kreislauf. Bei einer weiteren Verdopplung der Dosis auf 2 g nimmt dann die Fläche plötzlich mehr als 100-fach zu. Die Dosis, bei der der „Durchbruch" erfolgt, liegt bei 1,5 g. Die Abb. 54b zeigt dieses Verhalten anschaulich. Die Ursache dafür ist sowohl die Sättigung des Darmwand-Metabolismus als auch der Leberenzyme. Es ist klar, daß beim Vorhandensein solcher Nichtlinearitäten der DOSTsche Flächensatz nicht mehr zur Bestimmung der Absorptionsquote herangezogen werden kann.

Der First-Pass-Effekt zeigt außer Nichtlinearitäten auch große individuelle Schwankungen, wie z. B. für Imipramin gezeigt werden konnte. Abschließend sei noch erwähnt, daß auch oral applizierte Substanzen zusätzlich einen *pulmonalen First-Pass-Effekt* aufweisen können, wie CHIOU (1975) für Chloroform gezeigt hat. Ebenso kann er auch nach intravenöser Injektion für leicht flüchtige Substanzen auftreten. In der Regel spielt der pulmonale First-Pass-Effekt indessen eine untergeordnete Rolle. Ob der First-Pass-Effekt in der Pharmakokinetik einer Substanz berücksichtigt werden muß, hängt letztlich von vielen Faktoren, unter anderem auch von ihrer therapeutischen Breite, ab.

3.5.   *Nichtlineare pharmakokinetische Systeme*

Für alle pharmakokinetischen Prozesse, die bis jetzt betrachtet wurden, sei es die Absorption, die Metabolisierung oder die Ausscheidung, wurde ein Zeitgesetz 1. Ordnung angenommen. Mit anderen Worten heißt das, es wurde vorausgesetzt, daß die Geschwindigkeit des Stoffaustausches zwischen den Kompartimenten direkt proportional zur Konzentration bzw. Konzentrationsdifferenz in den Kompartimenten ist. Solche kinetischen Prozesse können dann durch gekoppelte lineare Differentialgleichungssysteme beschrieben werden. Man spricht daher auch von linearer Pharmakokinetik. Wie für viele physikalische Prozesse gilt jedoch auch hier, daß die Linearität nur für kleine Auslenkungen des Systems aus der Gleichgewichtslage (bzw. Steady-State) zutreffend ist. Der allgemeine, für die Praxis meist wichtigere Fall, schließt wesentliche Nichtlinearitäten ein.

Daß man mit der linearen Pharmakokinetik in vielen Fällen das Verhalten trotzdem gut beschreiben konnte, hat wohl zwei Ursachen. Einmal liegt es in der Natur der Sache selbst begründet, weil man in der Pharmakotherapie immer danach strebt, die Wirkstoffkonzentrationen im Organismus sehr niedrig zu halten. Andererseits ist die Pharmakokinetik mit etwa 25 Jahren noch eine sehr junge Disziplin, und bekanntlich stehen die linearen Näherungen immer am Anfang der Entwicklung einer Theorie im Vordergrund. Man sucht sich „Lehrbuchbeispiele", die es gestatten, in überzeugender Weise die Theorie darzustellen.

Im Grunde lag aber bereits ein nichtlineares System, nämlich die Eliminationskinetik von Äthylalkohol, in der Wiege der Pharmakokinetik. Die Elimination von Äthylalkohol weist auf Grund der meist hohen Blutspiegelwerte einen ausgeprägten Sättigungscharakter auf. *Die Eliminationsgeschwindigkeit ist nicht mehr proportional zur Plasmakonzentration, sondern konstant.* Es können viele pharmakokinetische Prozesse gesättigt werden: die tubuläre Sekretion ebenso wie die metabolische Transformation oder die Wirkstoffbindung an Rezeptoren, Proteine oder andere Substanzen. Mit Sättigungseffekten muß auch gerechnet werden, wenn Carrier-Systeme in die Transportprozesse eingeschlossen sind. Die entscheidende *Konsequenz der Sättigungskinetik* ist: Eine *Erhöhung der Dosis führt nicht mehr zu einer einfachen proportionalen Erhöhung der Kon-*

zentration in den Körperflüssigkeiten, eine höhere Konzentration in den Körperflüssigkeiten hat keine proportional größere Eliminationsgeschwindigkeit zur Folge, und die wiederholte Gabe ist nicht ohne weiteres aus der Einmal-Applikation vorherzusagen. Wesentlich höhere Wirkstoffkonzentrationen, als nach den üblichen Kumulationsrechnungen erwartet werden können, sind möglich (vgl. Abb. 59).

Neben der Sättigung von Eliminationswegen muß auch mit einer *Dosisabhängigkeit* der Geschwindigkeits,,konstanten'' gerechnet werden. Geschwindigkeitskonstanten, Clearancekonstanten, Zeitkonstanten sind eigentlich keine ,,Konstanten'', sondern Funktionen weiterer Größen, vor allem dann, wenn die Substanzen ihre eigene Absorption, Verteilung, Metabolisierung und Ausscheidung, z. B. durch Inhibition (toxische Metabolite), beeinflussen. Zu nichtlinearen Effekten führt auch die Wechselwirkung von Substanzen untereinander (Kombinationspräparate), wie z. B. Verdrängung aus Bindungsstellen, die Beeinflussung der Permeabilität von Membranen oder Veränderungen des Verteilungsvolumens. In vielen Fällen werden mehrere nichtlineare Effekte zusammenspielen. So sind z. B. für Äthanol und Salizylsäure mindestens zwei potentiell sättigbare Wege in der Elimination bekannt. Häufig wird es nicht möglich sein, die Effekte zu trennen. Man begnügt sich damit, die Abweichungen vom Zeitgesetz 1. Ordnung summarisch zu erfassen.

In diesem Abschnitt werden die wichtigsten theoretischen Grundlagen der nichtlinearen Pharmakokinetik in Verbindung mit praktischen Beispielen behandelt. Diese Darstellung orientiert sich am Ein-Kompartment-Modell. Bei der weiteren Entwicklung der Pharmakokinetik werden aber auch nichtlineare Mehr-Kompartment-Modelle in zunehmendem Maße eine Rolle spielen.

Für die eliminierte Menge M eines Pharmakons gilt allgemein Gl. (3.4)

$$\dot{M} = -Cl_{tot}C(t) = -K_E V C(t) = -K_E M,$$

wobei die totale Clearance keine Konstante sein muß, da sowohl K_E als auch V konzentrations- oder zeitabhängig sein können. Daher ist es besser, allgemein von einer *Clearancefunktion* zu sprechen. Die lineare Elimination ist aus dieser Sicht nur ein Sonderfall, wenn sowohl K_E als auch V konstant sind. Wenn die Clearance konstant ist, so ist die Eliminationsrate der in das Eliminationsorgan eintretenden Konzentration direkt proportional. Diese Elimination wird daher auch als *angebotslimitierte* (*supply-limited*) *Elimination* bezeichnet. Andererseits, wenn die Eliminationsrate unabhängig von der eintretenden Konzentration ist, und nur durch die Leistungsfähigkeit des Eliminationsorganes begrenzt wird, spricht man von *kapazitätsbegrenzter* (*capacity-limited*) *Elimination*. Da die meisten, wenn nicht sogar alle Substanzen, mindestens teilweise enzymatisch metabolisiert werden, sind für viele Substanzen nichtlineare Effekte zu erwarten und zum Teil auch inzwischen bekannt geworden. Das am besten studierte Beispiel ist Salizylsäure, LEVY (1972). Nur für den Fall des Ein-Kompartment-Modells kann für die kapazitätslimitierte Elimination eine analytische Lösung erhalten werden. Solche Lösungen der nichtlinearen Gleichungen wurden z. B. von WAGNER (1975) angegeben. In allen anderen Fällen ist man auf die Computersimulation der nichtlinearen Differentialgleichungssysteme angewiesen.

3.5.1. *Ein-Kompartment-Modell mit kapazitätsbegrenzter Elimination*

Es wird ein einziger Eliminationsweg vorausgesetzt, der einer MICHAELIS-MENTEN-Kinetik gehorcht. v_{max} ist die maximale Geschwindigkeit, z. B. der Leberenzyme für die Elimination $(mg \cdot l^{-1} \cdot h^{-1})$ und K_m ist die Halbsättigungskonstante, auch scheinbare MICHAELIS-MENTEN-Konstante genannt (mg/l). Das Verteilungsvolumen ist V und die Konzentration der Substanz in B ist wieder mit c bezeichnet (mg/l). Im linearen Fall gilt die Differentialgleichung

$$\dot{b} = -{}^1k_e b = -{}^1k_e V c = -Cl_{tot}c. \qquad (3.42)$$

Cl_{tot} ist die Clearancekonstante, z. B. gegeben in l/h. Unter der Voraussetzung eines konstanten Verteilungsvolumens können wir Gl. (3.42) durch V dividieren und erhalten die Differentialgleichung für c.

$$\frac{\mathrm{d}}{\mathrm{d}t}\,(b/V) = \frac{\mathrm{d}c}{\mathrm{d}t} = -{}^1k_e c = \frac{Cl_{tot}}{V}\,c \qquad (3.43)$$

Die Lösung dieser Gleichung ist schon von Gl. (2.3, 2.4) bekannt:

$$c(t) = c(0)\,\mathrm{e}^{-{}^1k_e t} \quad \text{mit} \quad c(0) = \frac{fD}{V} \quad \text{bzw.} \qquad (3.44\,\mathrm{a})$$

$$\ln c(t) = \ln c(0) - {}^1k_e t. \qquad (3.44\,\mathrm{b})$$

Wenn wir jetzt die Sättigungskinetik bei der Elimination berücksichtigen, so muß ${}^1k_e$ ersetzt werden durch ${}^1k_e K_m/(K_m + c)$:

$$\dot{c} = -v_{\max}\,\frac{c}{K_m + c} = -{}^1k_e\underbrace{\left(\frac{K_m}{K_m + c}\right)}_{K_e(c)}c, \qquad (3.45)$$

weil ${}^1k_e = v_{\max}/K_m$ ist. Das bedeutet, daß beim Vorliegen einer MICHEALIS-MENTEN-Kinetik die Eliminations- und Clearance „konstante" keine Konstante mehr ist, sondern zu einer konzentrationsabhängigen Größe wird. Beide müssen mit der Funktion $K_m/(K_m + c)$ multipliziert werden, die nur für $c = 0$ den Wert 1 annimmt. Für wachsendes c geht die Funktion $K_e(c) = {}^1k_e K_m/(K_m + c)$ hyperbolisch gegen Null.

Es ist aus Gl. (3.45) ersichtlich, daß für niedrige Plasmakonzentrationen ($c \ll K_m$) die Eliminationsrate der Konzentration direkt proportional ist. Andererseits sieht man, daß für $K_m \ll c$ die Eliminationsrate konzentrations-

unabhängig und gleich v_{max} wird. In diesem Falle lautet
die Lösung von Gl. (3.45)

$$c(t) = c(0) - v_{max}t. \tag{3.46}$$

Diese Gleichung gilt z. B. für die Abnahme des Blutalkohols im Menschen für Konzentrationen, die größer
als 0,1 mg/ml sind, darunter erfolgt ein Übergang in die
Kinetik 1. Ordnung.

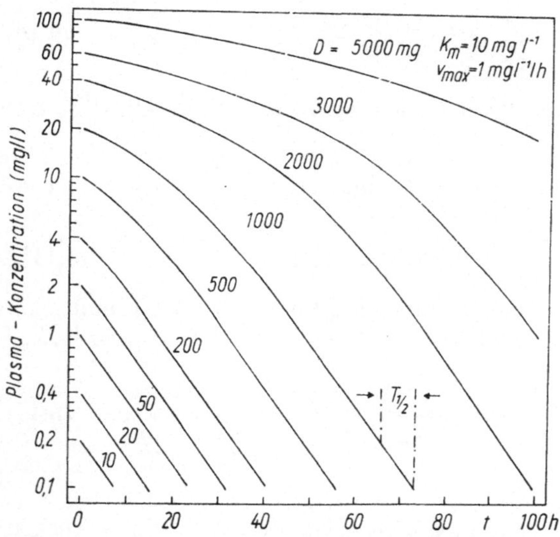

Abb. 55. Computersimulation der Plasmakonzentrationskurven entsprechend
Gl. (3.45) mit den Parametern $V = 50$ l, $v_{max} = 1$ mg · l^{-1} · h^{-1}, $K_m =$
10 mg · l^{-1}. Damit ergibt sich in halblogarithmischer Darstellung
nur für kleine Konzentrationen $c \ll K_m$ ein linearer Abfall mit
$v_{max}/K_m = {}^1k_e = 0,1$ h^{-1}, $T_{1/2} = 6,9$ h (nach van GINNEKEN)

Die Gl. (3.45) kann in geschlossener Form integriert
werden. Aber die Lösung enthält die Plasmakonzentration
nur implizit:

$$\ln c(t) = \ln c(0) - {}^1k_e t + \big(c(0) - c(t)\big)/K_m, \tag{3.47a}$$

$$c(t) = c(0) - v_{max}t + K_m\big(\ln c(0) - \ln c(t)\big). \tag{3.47b}$$

Die Kurven für den Plasmaspiegel zeigen jetzt in halblogarithmischer Darstellung einen konzentrationsabhängigen Verlauf: für hohe Konzentrationen sind sie gekrümmt, für niedrige gehen sie in Geraden über. Die Abb. 55 zeigt die simulierten Plasmakonzentrationen für verschiedene Dosishöhen.

Die Gl. (3.47 a, b) weisen Ähnlichkeit mit den Gleichungen für das Zeitgesetz 0. Ordnung (Gl. (3.46)) und für das Zeitgesetz 1. Ordnung (Gl. (3.44 b)) auf. In beiden Fällen kommt ein von

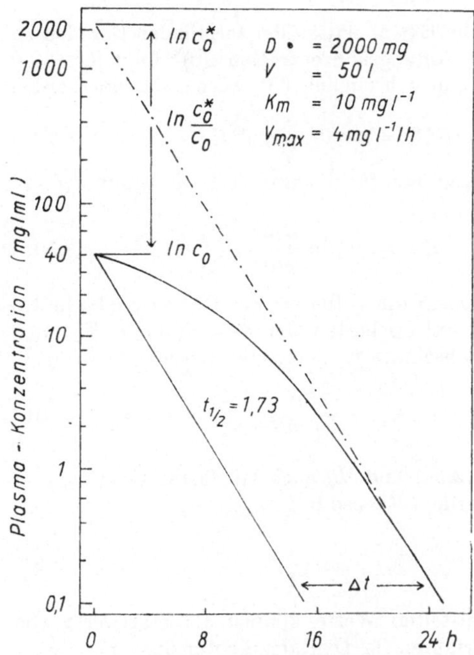

Abb. 56. Graphische Bestimmung von K_m, v_{max} und ^1k_e im Ein-Kompartment-Modell mit kapazitätsbegrenzter Elimination. Parameter: $D = 2000$ mg $V = 50$ l, $K_m = 10$ mg $\cdot$ l^{-1}, $v_{max} = 40$ mg $\cdot$ l^{-1} $\cdot$ h^{-1}. Aus dem terminalen Teil der Kurve kann $T_{1/2}$ bzw. ^1k_e bestimmt werden. Die Extrapolation dieser Geraden für $t = 0$ ergibt die fiktive Anfangskonzentration $c_0^* = 2180$ mg/ml. Bestimmung von K_m und v_{max} siehe Text. (Nach van GINNEKEN)

10*

c und K_m abhängiges „Korrekturglied" hinzu. Je kleiner beispielsweise K_m ist, um so geringer ist der Anteil des Korrekturgliedes in Gl. (3.47b), um so mehr nähert sich Gl. (3.47b) an Gl. (3.46) an. Das ist aus der Bedeutung von K_m sofort verständlich (vgl. Abb. 6). Die Eliminationskonstante ^1k_e bzw. $T_{1/2}$ kann nach Gl. (3.44) aus den terminalen Geraden dann berechnet werden, wenn c etwa $0,1\ K_m$ erreicht hat. Jedoch ist $\ln c(0)$ durch $\ln c(0)^*$, die extrapolierte fiktive Anfangskonzentration zu ersetzen:

$$\ln c(t) = \ln c(0)^* - {}^1k_e t, \quad {}^1k_e = \frac{\ln c(0)^* - \ln c(t)}{t}. \quad (3.48)$$

Die Abb. 56 zeigt die Extrapolation der terminalen Geraden zu $\ln c(0)^*$. Die fiktive Anfangskonzentration $c(0)^*$ folgt für $t = 0$ aus Gl. (3.47a), wenn c bezüglich $c(0)$ vernachlässigt werden kann:

$$\ln c(0)^* = \ln c(0) + c(0)/K_m. \quad (3.49)$$

Diese Beziehung kann man für die graphische Bestimmung von K_m benutzen:

$$K_m = c(0) \ln \frac{c(0)^*}{c(0)}. \quad (3.50\,\mathrm{a})$$

$\ln(c(0)^*/c(0))$ ist einfach die Differenz der Ordinatenabschnitte der Kurve und der extrapolierten Geraden. Es kann K_m auch aus dem Abszissenabschnitt Δt berechnet werden. Dafür gilt:

$$K_m = \frac{c(0)}{\Delta t \,{}^1k_e}. \quad (3.50\,\mathrm{b})$$

Aus K_m nach Gl. (3.50) und ^1k_e nach Gl. (3.48) kann $v_{\max} = {}^1k_e K_m$ bestimmt werden. Ebenso folgt $v_{\max}$ aus

$$v_{\max} = \frac{c(0)}{\Delta t}. \quad (3.51)$$

Die graphisch ermittelten Werte können als Startwerte von Parameterschätzverfahren für Digitalcomputer dienen.

Beispiel für eine Elimination mit Sättigungskinetik: Diphenylhydantoin. Aus früheren Untersuchungen war bekannt, daß die Abnahme der Plasmakonzentration von Diphenylhydantoin bei Maus, Ratte, Hund und Mensch dosisabhängig ist und Abweichungen von einer Kinetik

1. Ordnung vorhanden sind. GERBER und WAGNER (1972)
prüften experimentelle Daten der Plasmakonzentration
von Diphenylhydantoin im Menschen auf das Vorliegen
einer Sättigungskinetik. Sie zeigten, daß die vorliegenden

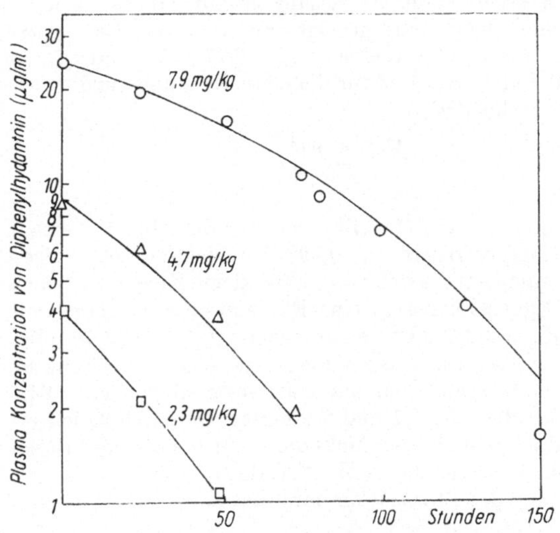

Abb. 57. Halblogarithmische Darstellung der Konzentration von Diphenylhydantoin im Plasma eines Probanden beginnend mit dem Zeitpunkt
12 Stunden nach der letzten Dosis für drei verschiedene Dosierungen
von 2,3; 4,7 und 7,9 mg/kg täglich für drei Tage. Die durchgezogenen
Kurven sind die vom Modell (3.45) vorhergesagten Konzentrationen.
(Nach GERBER und WAGNER)

Daten mit einem Ein-Kompartment-Modell mit MICHA-
ELIS-MENTEN-Kinetik für die Elimination sehr gut angepaßt werden konnten (Abb. 57).

Es wurden nur Meßwerte mit 12-stündigem Abstand zur letzten oralen Applikation für die Modellanpassung verwendet. Zu
diesem Zeitpunkt sind Absorption und Verteilung abgeschlossen.
Für die Modellanpassung wurde Gl. (3.45) benutzt. c_0 ist die
Konzentration von Diphenylhydantoin 12 Stunden nach der
letzten Dosis, $t_0 = 12$ Stunden. Es wurden drei Datenreihen für

2,3, 4,7 und 7,9 mg/kg Körpermasse durch numerische Integration mit Hilfe eines Tischrechners angepaßt. Dabei wurden die Parameter c_0, v_{max} und K_m solange variiert, bis die beste Anpassung erreicht war. Die Startwerte für diese Parametersuche wurden durch LINEWEAVER-BURK-Darstellung Gl. (2.17) gewonnen. Das Ergebnis der Anpassung ist auf Abb. 57 in halblogarithmischer Darstellung gezeigt. Für alle drei Datensätze ergaben sich dieselben Parameter: K_m = 6,77 µg/ml und v_{max} = 0,253 µg $\cdot$ ml^{-1} $\cdot$ h^{-1}. Als Maß für die Güte der Anpassung wurde der Korrelationskoeffizient

$$r^2 = \frac{\sum c^2 - \sum(\hat{c} - c)^2}{\sum c^2}$$

herangezogen ($\hat{c}$ sind die Modellwerte). Für die Abb. 57 beträgt der Korrelationskoeffizient $r = 0{,}998$. Im Idealfall der völligen Übereinstimmung ergäbe sich $r = 1$. Für kleine Konzentrationen geht die Sättigungskinetik in eine Elimination 1. Ordnung mit $^1k_e = v_{max}/K_m = 0{,}0373$ h^{-1}, entsprechend $T_{1/2} = 18{,}6$ h, über. Bestimmt man die Halbwertszeit aus den jeweils letzten Punkten der Meßreihen, so ergibt sich eine Halbwertszeit von 17,2; 24,5 und 24,5 h für die 2,3; 4,7 und 7,9 mg/kg Dosen. Folglich ergeben auch die letzten beiden Meßpunkte für die höheren Dosen einen falschen Wert für die „wahre" Halbwertszeit.

Die Sättigung der Elimination kann durch

$$\frac{\dot{c}}{v_{max}} = \frac{c_0}{K_m + c_0}\,100$$

ausgedrückt werden. Die c_0-Werte wurden zu 4,0; 9,0 und 24,4 µg/ml bestimmt. Damit ergaben sich für die drei Datenreihen folgende Anfangssättigungswerte für den Eliminationsprozeß: 37%; 57% und 78%. Eine Bestimmung von ^1k_e mit einem Fehler kleiner als 5% ist nur möglich, wenn die Sättigung weniger als 15% beträgt.

3.5.2. *Ein-Kompartment-Modell mit Absorption und kapazitätsbegrenzter Elimination*

Das Modell ist durch das Schema in Abb. 58 gegeben. Für die Absorption wird ein Zeitgesetz 1. Ordnung und für die Elimination eine hyperbolische Sättigungskinetik angenommen. Das Differentialgleichungssystem lautet daher:

$$\dot{m} = -{}^1k_a m, \tag{3.51a}$$

$$\dot{b} = +{}^1k_a m - v_{\max} \frac{b}{K_m + b}. \tag{3.51 b}$$

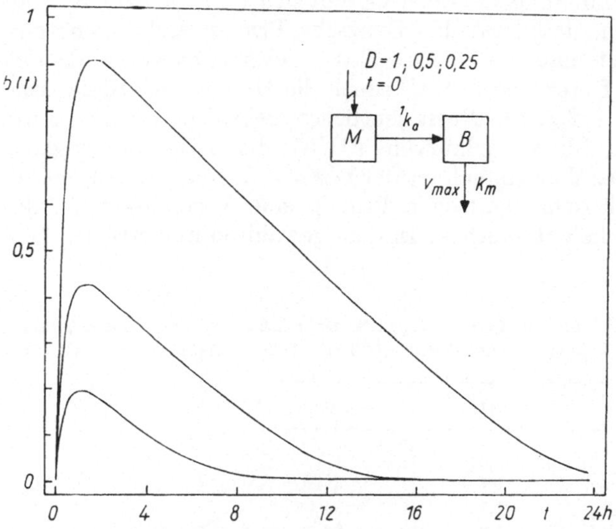

Abb. 58. Verlauf des Blutspiegels im Ein-Kompartment-Modell mit Absorption 1. Ordnung und Elimination mit Sättigungskinetik für drei verschiedene Dosen von 1,0; 0,5 und 0,25 Einheiten. Parameter: ${}^1k_a = 2{,}77\ \mathrm{h^{-1}}$ ($T_{1/2} = 15$ min), $v_{\max} = 0{,}05$ Einheiten/h und $K_m = 0{,}05$ Einheiten. Damit ergibt sich für kleine Werte von b eine Eliminationskonstante ${}^1k_e = v_{\max}/K_m = 1\ \mathrm{h^{-1}}$

$v_{\max}$ ist wieder die maximale Geschwindigkeit der Elimination und K_m die Halbsättigungskonstante. Für $b \ll K_m$ geht dieses Modell in den linearen Fall der Gl. (3.30) über, wobei sich ${}^1k_e$ aus $v_{\max}/K_m$ ergibt. Die Gl. (3.51) können nicht mehr analytisch gelöst werden. Lösungen sind nur durch Computersimulationen zu erhalten. Die Abb. 58 zeigt Kurvenverläufe zu diesem Modell mit drei verschiedenen Dosen von $D = 0{,}25$; $0{,}5$ und $1{,}0$ Einheiten. Solche Kurvenverläufe sind für die Anflutung und Elimination von Alkohol im Blut typisch. Während für $D = 0{,}25$ die Ähnlichkeit mit der BATEMAN-Funktion noch zu erkennen ist, prägt sich für höhere Dosen der lineare Abfall immer stärker aus. Erst für kleinere Konzentrationen wird der exponentielle Verlauf sichtbar. Die Abb. 58 zeigt auch, daß jetzt das DOSTsche Prinzip nicht mehr gilt. Setzt man die kleinste Dosis gleich 1, so verhalten sich die Dosen wie $1:2:4$, jedoch die Maxima der Blutspiegel wie $1:2{,}2:4{,}6$. Noch deutlicher zeigen die Flächen unter den Blutspiegelkurven (AUC) die Dosisabhängigkeit. Einer Verzehnfachung der Dosis, z. B. von 0,1 auf 1, müßte nach dem DOSTschen Prinzip eine Verzehnfachung der Fläche entsprechen. In dem gewählten numerischen Bei-

Tabelle 7

Beispiel für die Dosisabhängigkeit der Fläche unter der Blutspiegelkurve (AUC). Simulation des Modells Gl. (3.51) mit den Parametern wie in Abb. 58

D	AUC	Faktor
0,1	0,2	1
0,2	0,6	3
0,3	1,1	5,5
0,4	1,9	8,5
0,5	2,9	14,5
0,6	4,0	20
0,7	5,4	27
0,9	8,7	44
1,0	10,7	54

spiel erhält man jedoch eine Verfünfzigfachung der Fläche und damit der möglichen Wirkung des Pharmakons. Die Tab. 7 zeigt das Ansteigen der Fläche unter der Blutspiegelkurve in Abhängigkeit von der Dosis D.

Dieses Modell kann als Grundmodell für eine Reihe von Erweiterungen angesehen werden, z. B. wenn außer der kapazitätsbegrenzten Elimination ein paralleler Eliminationsweg mit linearer Elimination vorhanden ist:

$$\dot{b} = {}^1k_a m - v_{\max} \frac{b}{K_m + b} - {}^1k_e b. \qquad (3.52)$$

In Anbetracht der immer fehlerbehafteten Meßwerte ist es jedoch schwierig, zuverlässige Parameterschätzungen für Gl. (3.52) durchzuführen. Beispiele dafür finden sich bei WAGNER (1975) und van GINNEKEN (1976).

3.5.3. *Wiederholte Gabe bei kapazitätsbegrenzter Elimination*

Ein Hauptziel der angewandten Pharmakokinetik besteht darin, den Arzt in die Lage zu versetzen, den Verlauf der Plasmakonzentration eines Pharmakons bei wiederholter Gabe vorherzubestimmen und ein optimales Dosierungsschema auszuarbeiten. In Verbindung mit pharmakodynamischen Daten kann die Pharmakokinetik Einsichten in die Risiken vermitteln, die bei zu niedrigen, subtherapeutischen oder zu hohen, toxischen Plasmakonzentrationen zu erwarten sind.

Speziell für Substanzen mit einer geringen therapeutischen Breite sind pharmakokinetische Untersuchungen besonders wichtig. Dies gilt z. B. für die Herzglykoside. Ebenfalls gut bekannt ist, daß die effektive antirheumatische Wirksamkeit von Salizylaten Plasmakonzentrationen erfordert, die nur wenig unterhalb des toxischen Bereiches liegen. Daher wird in der Praxis der Patient „titriert" bis erste Anzeichen von toxischen Wirkungen auftreten. Gerade aber die Salizylsäure gehört zu den Substanzen, die eine deutliche kapazitätsbegrenzte Elimination bei therapeutischen Dosen zeigt. Dasselbe gilt für das Antikonvulsivum Phenytoin (Diphenylhydantoin), das bereits im vorhergehenden Abschnitt in einem Beispiel behandelt wurde. Bei solchen Substanzen sind die üblichen auf der linearen Pharmakokinetik beruhenden Kumulationsrechnungen nicht statthaft. Es können ge-

fährliche Kumulationen stattfinden. Die Abb. 59 zeigt
ein Simulationsbeispiel eines Experimentes, bei dem für
eine Substanz aus der Einmal-Applikation bei niedrigen
Konzentrationen die Halbwertszeit bestimmt und daraus

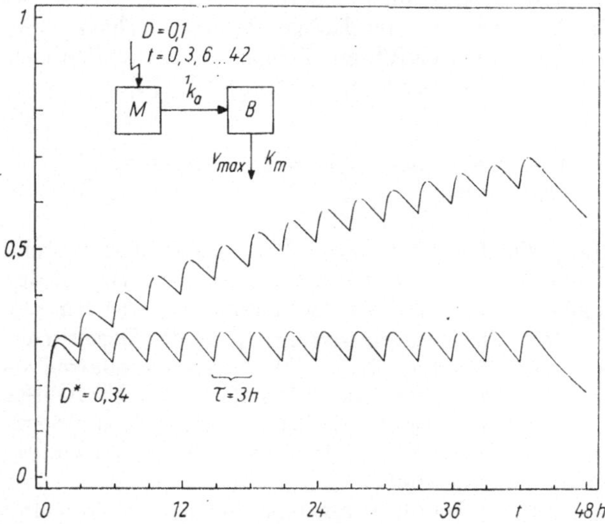

Abb. 59. Wiederholte Gabe im Modell mit kapazitätsbegrenzter Elimination.
Computersimulation mit den Parametern $^1k_a = 3$ h^{-1}, $v_{max} = 0,05$ Einheiten pro Stunde, $K_m = 0,5$ Einheiten, $D = 0,1$ und Initialdosis $D^* = 0,34$ Einheiten. Aus diesen Parametern ergibt sich für kleine Blutspiegelwerte mit $\tau = 3$ h ein $^1k_e = 0,1$ h und folglich nach der linearen Kumulationsrechnung (Gl. (3.23a)) ein mittlerer Plasmaspiegel von 0,33. Die obere Kurve zeigt den tatsächlichen Verlauf beim Vorhandensein einer Sättigungskinetik. Der Kumulationsgrenzwert nach Gl. ist (3.55a) dreimal so groß, $\overline{b^\infty} = 1$

die Plasmakurve bei wiederholter Gabe berechnet wurde
(untere Kurve). Tatsächlich vollzieht sich eine viel stärkere Kumulation, wie es die obere Kurve zeigt, da das
ermittelte ^1k_e nur für kleine Konzentrationen zutrifft und
bei höheren Konzentrationen die Sättigungskinetik wirksam wird.

Einen ähnlichen Verlauf wie in der Abb. 59 würde man auch im linearen Fall erhalten, wenn ein Kombinationspräparat appliziert wird, wobei die eine Substanz eine größere biologische Halbwertszeit als die andere hat (z. B. Phenobarbital $T_{1/2} \approx$ 50 Stunden und Aminophenazon $T_{1/2} \approx 3$ Stunden). Eine wiederholte Gabe ist in diesem Falle mit der Konsequenz verbunden, daß entweder die eine Substanz beständig ansteigt, wie in der Abb. 59, oder wenn man das Dosierungsintervall nach der Substanz mit der größeren Halbwertszeit bemißt, die andere ihr therapeutisches Niveau nicht erreicht.

Für nichtlineare pharmakokinetische Prozesse sind gesonderte Kumulationsbetrachtungen notwendig. Für die wiederholte orale Gabe im linearen Fall ist die mittlere Plateaukonzentration im Plasma $\bar{c}$ gegeben durch Gl. (3.23):

$$\bar{c} = \frac{fD}{\tau^1 k_e V} = \frac{fD}{\tau Cl_{\text{tot}}}.$$

Die Plateaukonzentration ist danach der Dosis D (bzw. der verfügbaren Dosis fD) direkt und dem Dosierungsintervall τ und der totalen Clearancekonstante umgekehrt proportional. Diese Beziehung ist unabhängig von der Anzahl der Kompartimente und der Art der Applikation, sofern die Linearität aller beteiligten Prozesse vorausgesetzt werden kann. Die Gl. (3.23) weist eine enge Beziehung zur Steady-State-Konzentration (Gl. (2.22, 3.26)) bei Dauerinfusion auf, für die gilt:

$$\tilde{c} = \frac{D}{T^1 k_e V} = \frac{D}{T Cl_{\text{tot}}}.$$

In beiden Fällen ist die Plateaukonzentration dem „Dosisstrom" pro Zeiteinheit D/τ bzw. D/T direkt und der Clearancekonstante indirekt proportional. Die Dauerinfusion stellt den Grenzfall der wiederholten Gabe für $\tau \to 0$ bei gleicher Gesamtdosis dar. Daraus wird sofort ersichtlich, daß die Plateaukonzentration bei wiederholter Gabe im nichtlinearen Fall ansteigen muß, wenn die Clearance vermindert wird. Statt $Cl_{\text{tot}} = $ const. tritt eine

Funktion $Cl_{tot}\bigl(K_m/(K_m + c)\bigr)$, die immer kleiner als Eins ist und nur für $c = 0$ Eins wird. Wie im linearen Fall kann man daher auch im nichtlinearen Fall die mittlere Plateaukonzentration berechnen. Für die Dauerinfusion gilt die Differentialgleichung

$$\dot{c} = \frac{{}^0k_i}{V} - v_{max}\,\frac{c}{K_m + c}. \qquad (3.53)$$

Aus $\dot{c} = 0$ folgt für den erreichten Steady-State-Wert $\tilde{c}$

$$\tilde{c} = \frac{{}^0k_i K_m}{v_{max}V - {}^0k_i} \qquad (3.54)$$

und damit für die mittlere Plateaukonzentration bei wiederholter Gabe einer Dosis D im Abstand τ:

$$\bar{c} = \frac{K_m D/\tau}{v_{max}V - D/\tau}. \qquad (3.55\,\text{a})$$

Diese Gleichung läßt sich auch so schreiben, daß man den Zusammenhang mit dem linearen Fall gut erkennt:

$$\bar{c} = \frac{D}{{}^1k_e V\tau} \cdot \frac{K_m}{K_m - D/{}^1k_e V\tau}. \qquad (3.55\,\text{b})$$

Der zweite Faktor stellt wieder ein „Korrekturglied" für den nichtlinearen Fall dar. Es ist immer größer als Eins. Durch Einsetzen von Werten für D überzeugt man sich leicht davon, daß die Konzentration $\bar{c}$ stärker als proportional zu D zunimmt und daß für $D/{}^1k_e V\tau \geq K_m$ die Konzentration gegen Unendlich geht. Das heißt, in diesem Falle wird überhaupt kein Plateau mehr erreicht.

Bei wiederholter Gabe eines Pharmakons mit kapazitätsbegrenzter Elimination besteht daher die Gefahr einer Überdosierung, wenn die Dosis wegen Unwirksamkeit „etwas" erhöht wird, oder auch einer Unterdosierung, wenn die Dosis beim Eintreten von Nebenwirkungen reduziert wird. Experimentelle Untersuchungen für Natriumsalizylat, die dies bestätigen, wurden von van GINNEKEN (1976) publiziert. Dort wird auch auf eine Reihe von Fehlinterpretationen entsprechender Plasmakurven verwiesen.

Für die wiederholte Gabe mit kapazitätsbegrenzter Elimination können für den zeitlichen Verlauf der Plasmakonzentration keine analytischen Ausdrücke mehr erhalten werden. Man ist auf die numerische Integration bzw. Computersimulation der nichtlinearen Differentialgleichungen angewiesen. Es lassen sich jedoch zwei Grenzfälle angeben, zwischen denen sich die Plasmakonzentration bei wiederholter oraler Gabe bewegen wird. Das ist einerseits die Infusion, die den mittleren Wert zu berechnen gestattet (Gl. (3.54)) und andererseits die wiederholte intravenöse Injektion, für die die minimale bzw. maximale Plateaukonzentration angegeben werden kann.

$$\bar{c}_{\max} = b^{\infty}_{\max}/V = \frac{D}{V[1 - e^{(D/VK_m - {}^1k_e\tau)}]} \quad \text{und} \qquad (3.56\,\text{a})$$

$$\bar{c}_{\min} = b^{\infty}_{\min}/V = \frac{D}{V[e^{(\tau\,{}^1k_e - D/VK_m)} - 1]}. \qquad (3.56\,\text{b})$$

Diese Gl. (3.56 a, b) sind Erweiterungen von Gl. (3.22 a, b), im Exponenten tritt das „Korrekturglied" D/VK_m auf. Wenn $D/VK_m \geq {}^1k_e\tau$ (oder $D/\tau \geq v_{\max}V$) ist, so wird kein Plateau mehr erreicht, die Kumulation geht ins Unendliche. Dies ist verständlich, weil pro Zeiteinheit mehr Substanz zugeführt wird, als maximal eliminiert werden kann. Das bedeutet, daß der Kumulationsfaktor, der im linearen Fall nur von ε und damit von τ und $T_{1/2}$ abhängt, (Gl. (3.24)), jetzt auch von $v_{\max}$, d. h. von der begrenzten metabolischen Kapazität des Eliminationsorgans, abhängt. Der genaue zeitliche Verlauf des Plasmaspiegels bei oraler Gabe kann nur durch Computersimulation des Differentialgleichungssystems ermittelt werden:

$$\dot{m} = -{}^1k_a m, \ D, \quad D_1, D_2 \dots D_n, \qquad (3.57\,\text{a})$$

$$\dot{b} = +{}^1k_a m - v_{\max} \frac{b}{K_m + b}. \qquad (3.57\,\text{b})$$

Ein Simulationsbeispiel für Gl. (3.57) mit $n = 15$ zeigt die Abb. 59 in der oberen Kurve. Mit Gl. (3.55) errechnet sich eine mittlere Plateaukonzentration von Eins. Sie ist damit etwa dreimal so groß wie im linearen Fall.

4.   Praktische Anwendung pharmakokinetischer Verfahren

4.1.   Gewinnung der Primärdaten

Jedes Pharmakon besitzt seine eigene spezifische Kinetik, die durch Applikationsformen, individuelle Variationen, Krankheiten und Umweltfaktoren beeinflußt wird. Nur eine sorgfältige Planung und Durchführung pharmakokinetischer Experimente wird reproduzierbare Daten liefern, die die Voraussetzung für die pharmakokinetische Analyse darstellt. Gewöhnlich trachtet man danach, die Versuche mit einem möglichst homogenen Kollektiv gesunder erwachsener Probanden durchzuführen. Da Medikamente später für Patienten und nicht für Gesunde eingesetzt werden, gibt es in dieser Frage einige Für und Wider. Zunächst sollte die Kinetik eines Pharmakons gewissermaßen unter Normalbedingungen ermittelt werden, nicht an Patienten, da kein Patient nur ein einziges Medikament erhält, und die Zahl der bekannten Wechselwirkungen von Wirkstoffen untereinander auf über eine Million geschätzt wird. Weitere Nachteile bei Patienten sind die Beeinflussung der Absorption, der Elimination und der Verteilungsvolumina durch Krankheiten. Nachdem die kinetischen Parameter unter Normalbedingungen ermittelt sind, sollte ihre Beeinflussung durch solche Faktoren, wie Nierenschäden, Leberschäden, Veränderungen im Magensaft-pH-Wert usw., quantitativ festgestellt werden, um eine optimale Anwendung für den kranken Menschen zu ermöglichen.

Die zu untersuchende Substanz sollte intravenös oder per os gegeben und die Konzentration in den Körperflüssigkeiten mindestens für das Dreifache, besser das Fünffache, der biologischen Halbwertszeit verfolgt werden. Dies entspricht einem Abfall der Konzentration auf 12,5 bzw. 3,125%. Aus den iv.-Daten kann das Verteilungsvolumen und aus den p.o.-Daten die Absorptionsquote bestimmt werden. Der Zeitraum für die Entnahme der Blutproben hängt von der biologischen Halbwertszeit ab. In jedem Fall sollte der Blutspiegel verfolgt werden, bis 1/10 des maximalen Wertes unterschritten ist.

Die *optimalen Blutentnahmezeitpunkte* hängen außerdem von dem zu verwendenden Kompartment-Modell ab. Wenn es noch nicht bekannt ist, sollte versucht werden, möglichst viele Blutproben zu nehmen, z. B. bei iv.-Injektion nach 3, 5, 7, 10, 15, 20, 30, 45, 60, 90, 120, 150, 180, 240, 300, 360, 480, 700, 720, 900, 1080, 1440 min und wenn notwendig, nach 36, 48 und 72 Stunden. Die Durchmischungszeit im Blut nach rascher intravenöser Injektion beträgt 3 Minuten. Die Gesamtblutmenge sollte nicht größer als 500 ml sein, gewöhnlich reicht viel weniger aus, z. B. bei 5 ml und 25 Proben $+$ 1 Leerwert sind es 130 ml. Die Blutspiegelwerte werden auf halblogarithmisches Papier aufgetragen. Die minimale Zahl der Meßwerte in Abhängigkeit vom Modell sind aus der Abb. 60 zu entnehmen. Die Zeitpunkte sind so zu wählen, daß jede pharmakokinetische Phase durch mindestens drei Konzentrationszeitwerte erfaßt wird.

Wenn die *Urinausscheidung* verfolgt wird, so ist der Urin für wenigstens $7\,T_{1/2}$ zu sammeln, um zu sichern, daß 99% der unveränderten Substanz ausgeschieden sind. Die Urinausscheidung zur Beschreibung der Pharmakokinetik einer Substanz kann nur dann angewendet werden, wenn mehr als 10% der unveränderten Substanz im Urin ausgeschieden werden. Um die Diurese zu vergrößern, können 400 ml Flüssigkeit vor der Applikation und 200 ml in stündlichen Intervallen nach der Applikation verabreicht werden. Der Urinleerwert sollte aus dem nächtlichen Sammelurin 6 Uhr morgens bestimmt werden.

4.2.   Pharmakokinetische Analyse der Daten

Nach mikrobiologischer, chemischer oder physikalischer Analyse der Proben werden die Meßwerte der Konzentration des Pharmakons graphisch in Abhängigkeit von der Zeit aufgetragen und mit Hilfe statistischer Methoden

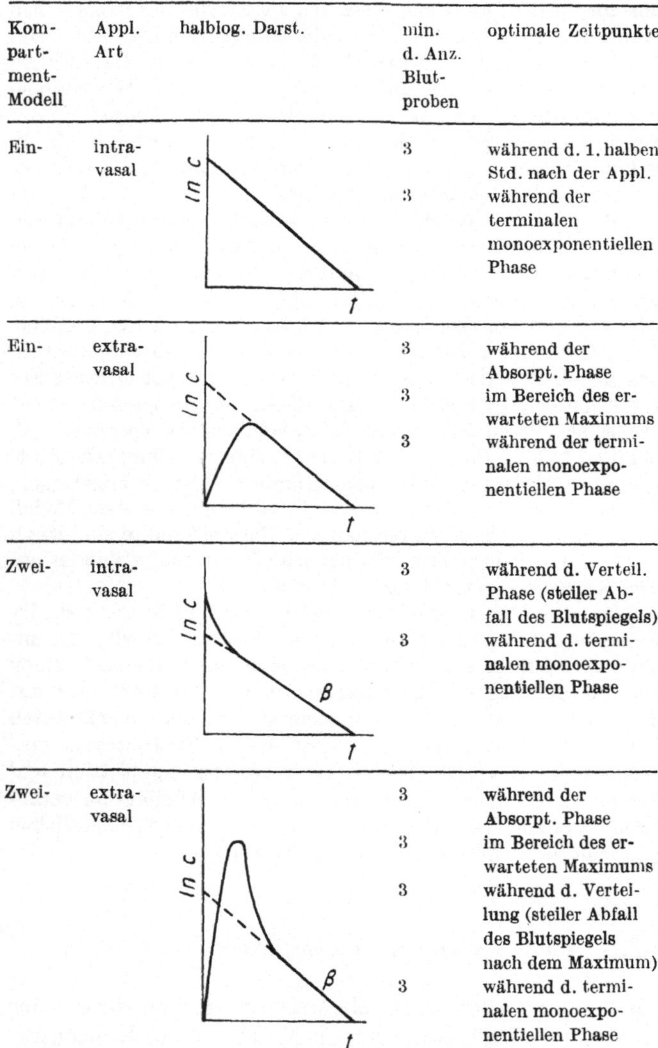

Kompartment-Modell	Appl. Art	halblog. Darst.	min. d. Anz. Blutproben	optimale Zeitpunkte
Ein-	intra-vasal		3	während d. 1. halben Std. nach der Appl.
			3	während der terminalen monoexponentiellen Phase
Ein-	extra-vasal		3	während der Absorpt. Phase
			3	im Bereich des erwarteten Maximums
			3	während der terminalen monoexponentiellen Phase
Zwei-	intra-vasal		3	während d. Verteil. Phase (steiler Abfall des Blutspiegels)
			3	während d. terminalen monoexponentiellen Phase
Zwei-	extra-vasal		3	während der Absorpt. Phase
			3	im Bereich des erwarteten Maximums
			3	während d. Verteilung (steiler Abfall des Blutspiegels nach dem Maximum)
			3	während d. terminalen monoexponentiellen Phase

Abb. 60. Minimale Anzahl der Meßwerte in Abhängigkeit vom verwendeten pharmakokinetischen Modell

(Mittelwerte, Standardabweichung ect.) geprüft. Es folgt dann die *Bestimmung der modellfreien pharmakokinetischen Parameter*, wie Eliminationsgeschwindigkeit bzw. biologische Halbwertszeit aus den terminalen Punkten und Absorptionsquoten, Ausmaß des FPE aus den Flächen unter den Blutspiegelkurven nach verschiedenen Applikationsarten. Danach wird meistens ein *mathematisches Modell* entwickelt, welches eine gute *Anpassung der experimentellen Daten* ermöglicht.

4.2.1. *Blutspiegelwerte*

Wahl des Modells. Die Pharmakon (und wenn möglich die Metabolit)-Konzentrationen im Blut, Plasma oder Serum, werden auf halblogarithmischem Papier über der Zeit aufgetragen. Wenn sich nach iv.-Injektion eine Gerade ergibt und nach extravasaler Applikation das Maximum der Kurve unter der rückwärts extrapolierten Geraden der terminalen Punkte liegt, so kann ein Ein-Kompartment-Modell angewendet werden.

Wenn nach iv.-Injektion und extravasaler Applikation der Anfangsteil der Kurve bzw. das Maximum über der rückwärts extrapolierten Geraden liegt, so kann ein Zwei-Kompartment-Modell benutzt werden.

Häufig streuen die Meßwerte so, daß eine Entscheidung für das Ein-Kompartment-Modell oder das Zwei-Kompartment-Modell nach den eben genannten Kriterien schwerfällt. In diesem Fall kann folgendermaßen vorgegangen werden. Man berechnet die Regressionsgerade zunächst für alle Meßpunkte in der halblogarithmischen Darstellung und bestimmt den Antilogarithmus des Ordinatenabschnittes A_1. Dann berechnet man die Regressionsgerade für die terminale Hälfte der Meßpunkte und bestimmt wiederum den Antilogarithmus des Ordinatenabschnittes A_2. Wenn die Ungleichung

$$\frac{A_1 - A_2}{A_2} < 0{,}1 \qquad (4.1)$$

11 Knorre

erfüllt ist, so kann ein Ein-Kompartment Modell angewendet werden. Im umgekehrten Fall sollte ein Zwei-Kompartment-Modell benutzt werden.

Dies soll anhand der Daten für die intravenöse Injektion von Phenylbutazon (Tab. 9) gezeigt werden. Für die Regressionsgerade über alle 12 Meßpunkte erhält man:

$$y = 3{,}98 - 0{,}0187\,t, \quad \text{Korrelationskoeffizient } r = 0{,}9636. \quad (4.2)$$

Der Antilogarithmus des Ordinatenabschnittes ist $A_1 = e^{3{,}98}$ $= 53{,}63$. Die Regressionsgerade über die terminalen 6 Punkte ergibt

$$y = 3{,}84 - 0{,}016\,t, \quad r = 0{,}9868 \quad \text{und} \quad A_2 = 46{,}75. \quad (4.3)$$

Damit ist die Ungleichung

$$\frac{53{,}63 - 46{,}75}{46{,}75} = 0{,}147 < 0{,}1$$

nicht erfüllt und die Anwendbarkeit des Ein-Kompartment-Modells nicht gegeben, was natürlich auch sofort aus der halblogarithmischen Darstellung auf Abb. 61 erkennbar ist.

Wenn genügend Daten zur Verfügung stehen, und die Anpassung eines Zwei-Kompartment-Modells schlecht gelingt, kann man weitergehen und in ähnlicher Weise die Anwendbarkeit eines Drei-Kompartment-Modells prüfen. In jedem Falle müssen jedoch mindestens drei Punkte für jede Regressionsgerade herangezogen werden.

Datenanpassung durch lineare Regression. Da pharmakokinetische Prozesse häufig durch ein Zeitgesetz 1. Ordnung gut angenähert werden können, kann in halblogarithmischer Darstellung erwartet werden, daß die Meßpunkte auf einer Geraden liegen, d. h., das zwischen der Zeit t und dem Logarithmus der Konzentration $\ln c$ eine lineare Abhängigkeit existiert:

$$\ln c(t) = \ln c(0) + kt \quad \text{bzw.} \quad y = b + mt,$$

wobei m die Steigung (auch Regressionskoeffizient genannt) der Geraden und b der Ordinatenabschnitt ist.

Weil die Meßwerte mit Fehlern behaftet sind, bestimmt man die Gerade nach der GAUSSschen *Methode der kleinsten Quadrate*. Danach wird die Summe der Abweichungsquadrate zwischen den Meßwerten und der Geraden zu einem Minimum gemacht.

Die *Regressionsgerade* zu den Meßwerten $(\ln c_i, t_i)$, $i = 1, 2, 3 \ldots n$ wird mit den aus $\ln c_i$ und t_i bestimmten Mittelwerten $\overline{\ln c}$ und $\bar{t}$ berechnet durch:

$$\text{Steigung } k = \frac{\sum\limits_{i=1}^{n} (t_i - \bar{t}) \left(\ln c_i - \overline{\ln c} \right)}{\sum\limits_{i=1}^{n} (t_i - \bar{t}^2)}, \qquad (4.4)$$

$$\text{Ordinatenabschnitt } \ln c(0) = \overline{\ln c} - m\bar{t}, \qquad (4.5)$$

$$\text{Korrelationskoeffizient } \quad r = k \, \frac{s_t}{s_{\ln c}}, \qquad (4.6)$$

wobei s_t bzw. $s_{\ln c}$ die *Standardabweichung* von $\bar{t}$ bzw. $\overline{\ln c}$ ist, die durch die Wurzel aus der *Varianz*

$$s_{\ln c}^2 = \frac{1}{n-1} \sum\limits_{i=1}^{n} \left(\ln c_i - \overline{\ln c} \right)^2 \qquad (4.7)$$

definiert ist. Da m sowohl positiv als auch negativ sein kann, gilt dies auch für den Korrelationskoeffizienten r. r kann Werte zwischen -1 und $+1$ annehmen, wobei für $r = \pm 1$ alle Punkte auf der Geraden liegen und für $r = 0$ keine Korrelation vorhanden ist.

Für eine vorgegebene *Irrtumswahrscheinlichkeit* p und eine bestimmte Anzahl von *Freiheitsgeraden* $f = n - 2$ sind in Tab. 8 die Zufallshöchstwerte für r angegeben. Das heißt, für $f = 4$ und $r = 0{,}9868$ der Gl. (4.3) ist die Irrtumswahrscheinlichkeit kleiner als $0{,}001$ oder kleiner als $1\%_{0}$.

Die *Standardabweichung des Regressionskoeffizienten* ist gegeben durch

$$s_k = \sqrt{\frac{\sum \left(\ln c_i - \widehat{\ln c_i} \right)^2}{(n-2) \sum (t_i - \bar{t})^2}}, \qquad (4.8)$$

11*

Tabelle 8

Zahl der Freiheitsgrade und Zufallshöchstwerte des Korrelationskoeffizienten
(Nach R. A. FISHER)

Freiheitsgrade	Irrtumswahrscheinlichkeit p		
	0,10	0,01	0,001
1	0,9877	0,99988	0,9999988
2	0,9000	0,9900	0,9990
3	0,805	0,9587	0,9911
4	0,729	0,9172	0,9741
5	0,669	0,875	0,9509
6	0,621	0,834	0,9249
7	0,582	0,798	0,898
8	0,549	0,765	0,872
9	0,521	0,735	0,847
10	0,497	0,708	0,823

wobei $\widehat{\ln c_i}$ die durch Regression geschätzten Werte sind:

$$\widehat{\ln c_i} = \ln c(0) + kt_i. \tag{4.9}$$

Damit läßt sich das *Konfidenzintervall* des Regressionskoeffizienten angeben:

$$k \pm t(p, f)\, s_k.$$

$t(p, f)$ ist der tabellierte Wert der t-Verteilung für die Irrtumswahrscheinlichkeit p und den Freiheitsgrad $f = n - 2$. Für das betrachtete Beispiel der 6 terminalen Punkte ist die Standardabweichung des Regressionskoeffizienten $k = 0,016 \pm 0,0014$ und für $t(0,01;4) = 4,6$ ergibt sich das Konfidenzintervall mit 1% Irrtumswahrscheinlichkeit zu $k = 0,016 \pm 0,06$.

Regressionsgeraden können zur Berechnung der Steigungen ^1k_e, ^1k_a, α und β angewendet werden. Im Falle einer Blutspiegelkurve mit zwei exponentiellen Phasen ist es oft nicht leicht, den Startpunkt für die Regressionsgeraden festzulegen. Man wählt dann mehrere Startpunkte in dem Überschneidungsbereich der beiden Geraden aus und bestimmt die Korrelationskoeffizienten für β und α. Die beste Anpassung an die Daten ist diejenige, bei der beide r-Werte nach Tab. 8 die geringste Irrtumswahrscheinlichkeit erreichen.

4.2.2. Kumulative Urinausscheidung

Die kumulative Urinausscheidung wird oft in pharmakokinetischen und klinischen Untersuchungen herangezogen, um die Geschwindigkeitskonstante der Elimination ^1k_e, der Absorption ^1k_a und die Bioverfügbarkeit zu ermitteln, wenn die Substanz überwiegend renal unverändert ausgeschieden wird. Nach Gl. (3.24) ergibt sich eine von Null ansteigende Gerade, wenn man

$$\ln\left[\frac{u(\infty)}{u(\infty)-u(t)}\right] = {}^1k_e t \qquad (4.10)$$

aufträgt oder eine abfallende Gerade, wenn man

$$\ln\left(u(\infty)-u(t)\right) = u(\infty) - {}^1k_e t \qquad (4.11)$$

benutzt. $u(\infty)$ ergibt sich durch Auftragen der kumulativen Menge $u(t_i)$ über der Zeit als Asymptote zur Zeitachse. Eine andere Möglichkeit ist, die Ausscheidungsrate $\dot u \approx \Delta u/\Delta t$ über der Zeit aufzutragen. Man erhält eine Kurve, die in ihrem Verlauf und in ihrer Form der Blutspiegelkurve wegen $\dot u = {}^1k_e b(t) = {}^1k_e V c(t)$ entspricht. Trägt man $\Delta u/\Delta t$ nicht gegen die Zeit, sondern gegen $c(t)$ auf, ergibt sich eine Gerade, deren Anstieg $^1k_e V$, d. h. der renalen Clearance proportional ist. (Vgl. Abb. 28). Wenn ein Absorptionsprozeß mit ^1k_a vorhanden ist, ergibt die Auftragung der Ausscheidungsrate $\Delta u/\Delta t$ eine BATEMAN-Funktion, aus der ^1k_a und ^1k_e bestimmt werden können.

4.2.3. Allgemeine Lösung von Mehr-Kompartment-Modellen

Für lineare Kompartment-Systeme gilt, daß die *allgemeine Lösung* für den Verlauf des Blutspiegels als *Summe von einzelnen e-Funktionen* darstellbar ist:

$$c(t) = \sum_{i=1}^{n} c_i\, e^{-\lambda_i t}, \quad n - \text{Anzahl der Kompartimente.}$$

Wenn sich die Parameter λ_i untereinander ausreichend unterscheiden, gelingt auf graphischem oder rechentechnischem Wege eine Aufspaltung des Kurvenverlaufs in einzelne e-Funktionen. Praktisch anwendbar ist diese Methode des „Abschälens" für zwei, höchstens drei e-Funktionen. Aus den Parametern c_i und λ_i lassen sich die folgenden Größen bestimmen.

Die *Fläche unter der Blutspiegelkurve AUC* wird als Summe von Einzelflächen der jeweiligen e-Funktion ermittelt:

$$\mathrm{AUC} = \sum_{i=1}^{n} \frac{c_i}{\lambda_i}. \tag{4.12}$$

Damit erhält man die *totale Clearance*

$$Cl_{\mathrm{tot}} = \frac{D}{\mathrm{AUC}} = \frac{D}{\sum \dfrac{c_i}{\lambda_i}}. \tag{4.13}$$

Für die *Eliminationskonstante* aus dem Blut k_e gilt:

$$k_e = \frac{\sum c_i}{\sum \dfrac{c_i}{\lambda_i}} \tag{4.14}$$

Es ist jedoch nicht sinnvoll, daraus eine Halbwertszeit zu berechnen, da sie lediglich angäbe, wie rasch die Substanz ausgeschieden würde, wenn nur das zentrale Kompartment vorhanden wäre. k_e charakterisiert aber die Leistungsfähigkeit des eliminierenden Systems. Das *zentrale Verteilungsvolumen* ist durch

$$V_{\mathrm{zentral}} = \frac{D}{\sum c_i} \tag{4.15}$$

gegeben. Das *Verteilungsvolumen* V_{dss} *unter steady state Bedingungen* läßt sich aus den Daten der intravenösen Einmalinjektion ebenfalls bestimmen:

$$V_{dss} = D \; \frac{\Sigma \frac{c_i}{\lambda_i^2}}{\left[\Sigma \frac{c_i}{\lambda_i}\right]^2},\tag{4.16}$$

$$V_{dss} = \frac{Cl_{tot}^2}{D} \; \Sigma \; \frac{c_i}{\lambda_i^2}.\tag{4.17}$$

Auch die BATEMAN-*Funktion* läßt sich in dieser allgemeinen Form schreiben

$$c(t) = c_1 \, e^{-\lambda_1 t} + c_2 \, e^{-\lambda_2 t}$$

mit

$$c_1 = c_2 = \frac{D^1 k_1}{V(^1k_1 - {}^1k_2)} \quad \text{und} \quad \lambda_1 = {}^1k_1, \; \lambda_2 = {}^1k_2.$$

Die λ_i sind nur im Falle der BATEMAN-Funktion gleich den Geschwindigkeitskonstanten ^1k_i. In allen anderen Fällen sind es komplizierte Ausdrücke, die die beteiligten Geschwindigkeitskonstanten enthalten.

4.3. Beispiel für die praktische Auswertung pharmakokinetischer Daten (Phenylbutazon)

4.3.1. Auswertung der Primärdaten und Wahl des Modells

Anhand der pharmakokinetischen Daten, die für die intravenöse, orale und rektale Applikation des Antirheumatikums Phenylbutazon an 29 Patienten gewonnen wurden, soll die praktische Auswertung pharmakokinetischer Daten erläutert werden.

In der Tab. 9 sind die Mittelwerte und Standardabweichungen der Meßwerte des Serumspiegels angegeben. Die Flächen unter den Serumspiegelkurven wurden mit der Trapezregel von 0 bis 24 h bestimmt. Es zeigt sich beim Vergleich AUC_{oral} zu $AUC_{iv.}$, daß umgerechnet auf die gleiche Dosis die Flächen sich nicht signifikant ($p = 0{,}001$)

unterscheiden, also Phenylbutazon enteral vollständig absorbiert wird. Umgekehrt unterscheidet sich die rektale Applikation signifikant ($p = 0,001$) von der intravenösen bzw. oralen Applikation. Bezogen auf die orale Applikation wird bei der rektalen nur eine Verfügbarkeit von 58% erreicht, bezüglich der iv.-Applikation ist die Verfügbarkeit 63%. Die Mittelwerte der intravenösen Appli-

Tabelle 9

Mittelwerte und Standardabweichungen des Serumspiegels (μg/ml) nach intravenöser Applikation von 0,373 g sowie nach oraler und rektaler Applikation von 0,4 g Phenylbutazon. In Klammern steht die Anzahl der Patienten[1]. Für β und die biologische Halbwertszeit $T_{1/2(\beta)}$ wurden die Mittelwerte zu den Zeiten 6, 12 und 24, bzw. 48 h herangezogen. Für $f = 2$, bzw. $f = 1$ und $p = 0,01$ ergibt sich nach Tab. 8, daß nur für die iv. Applikation $T_{1/2(\beta)} = 57$ h signifikant ist. Außerdem sind in der letzten Zeile die Mittelwerte und Standardabweichungen der Flächen unter den Serumspiegelkurven angegeben. Sie wurden aus den individuellen Meßwerten nach der Trapezregel berechnet.

t(h)	intravenös	oral	rektal
0,25	66,9 ± 11,0 (3)	—	—
0,5	60,7 ± 8,7 (3)	—	—
0,75	57,0 ± 10,0 (3)	—	—
1	54,6 ± 7,7 (8)	31,9 ± 17,2 (9)	2,6 ± 3,3 (8)
1,5	49,8 ± 6,6 (3)	—	—
2	49,0 ± 7,2 (7)	48,7 ± 15,8 (9)	8,7 ± 7,8 (9)
3	44,7 ± 4,4 (5)	52,9 ± 13,8 (9)	18,2 ± 10,6 (9)
6	40,2 ± 2,6 (6)	53,8 ± 8,5 (9)	35,9 ± 12,7 (9)
12	37,8 ± 6,1 (8)	52,2 ± 9,7 (6)	31,9 ± 9,6 (9)
24	33,1 ± 7,9 (8)	42,1 ± 4,2 (9)	26,5 ± 9,5 (9)
48	24,4 ± 6,1 (8)	—	—
72	13,6 ± 3,0 (5)	—	—
β(h^{-1})	0,012	0,014	0,021
$T_{1/2(\beta)}$(h)	57	49	32
r	0,9995	0,9758	0,9703
AUC$_0^{24}$	$n = 8$	$n = 9$	$n = 9$
(g · l^{-1} · h)	1,03 ± 0,15	1,12 ± 0,15	0,65 ± 0,24

[1] Die Daten wurden in der Medizinischen Klinik der Friedrich-Schiller-Universität Jena an Rheumapatienten ermittelt. Für die Überlassung der Werte und die freundliche Unterstützung bei der Auswertung möchte ich Herrn Dr. med. C. REINICKE danken.

kation sind in Abb. 61 im halblogarithmischen Maßstab aufgetragen. Der Verlauf des Serumspiegels läßt eine Verteilungsphase (α-Phase: 0—3 h) und die Eliminations-

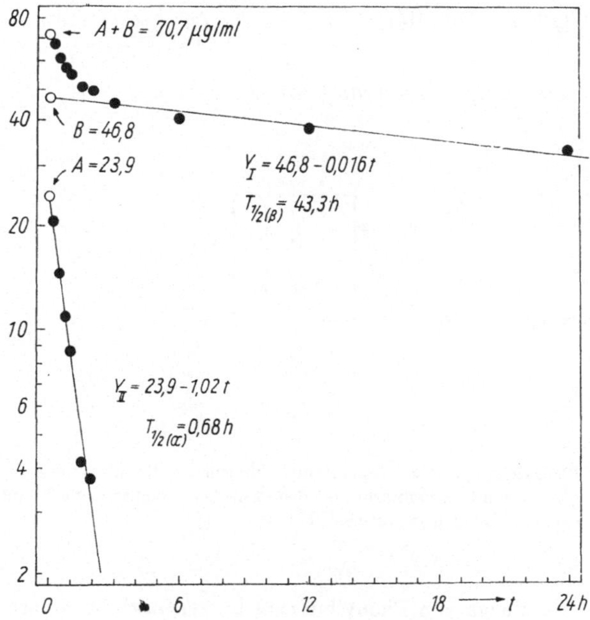

Abb. 61. Verlauf des Serumspiegels (●) nach intravenöser Injektion von Phenyl-butazon-Natrium 0,4 g (= 0,373 g Phenylbutazon) in halblogarithmischer Darstellung. Die letzten 6 Punkte von $t = 3$—72 h ergeben die Gerade $Y_I = 46,8 - 0,016\,t$. Durch „Abschälen" der Verteilungsphase erhält man die zweite Gerade $Y_{II} = 23,9 - 1,02\,t$ Die extrapolierten Ordinatenabschnitte (○) ergeben zusammen die fiktive Anfangskonzentration von 70,7 µg/ml

phase (β-Phase: >3 h) erkennen. Daher kann ein Ein-Kompartment-Modell nicht mehr angewendet werden. Zunächst lagen nur die Meßwerte für Zeitpunkte größer als eine Stunde vor, daraus konnte kein eindeutiger Schluß für die Anwendbarkeit eines Zwei-Kompartment-

Modells gezogen werden. Nachträglich gemessene Werte für 0,25, 0,5, 0,75 und 1,5 h sprechen klar für das Vorliegen eines Zwei-Kompartment-Systems. Daher wird der Auswertung das folgende Zwei-Kompartment-Modell zugrunde gelegt (Abb. 62):

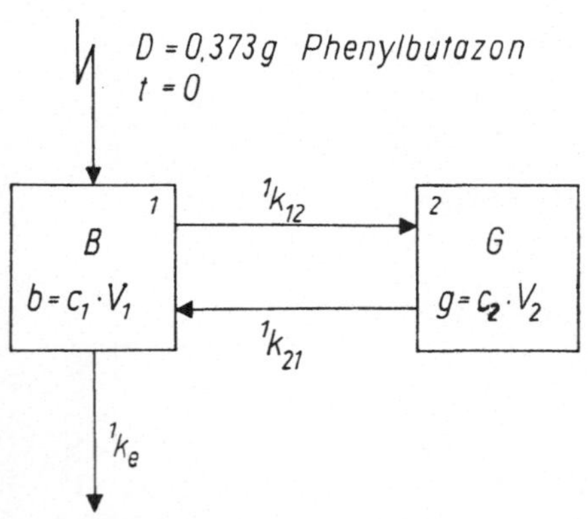

Abb. 62. Blockschema des Zwei-Kompartment-Modells für die intravenöse Injektion von Phenylbutazon mit dem zentralen Kompartment B und dem peripheren Kompartment G

$b(t)$ — Menge von Phenylbutazon im zentralen Kompartment mit dem Volumen V_1, $b(t) = c_1(t)\, V_1$;

$g(t)$ — Menge von Phenylbutazon im peripheren Kompartment mit dem Volumen V_2, $g(t) = c_2(t)\, V_2$;

$^1k_{12}, {}^1k_{21}$ — Massentransferkonstanten 1. Ordnung;

^1k_e — Eliminationskonstante 1. Ordnung.

Daraus ergeben sich unmittelbar die Differentialgleichungen für die intravenöse Applikation. Sie lauten:

$$\dot{b} = -{}^1k_{12}b + {}^1k_{21}g - {}^1k_e b, \quad b(0) = 0{,}373 \text{ g} \qquad (4.18\,\text{a})$$

$$\dot{g} = +{}^1k_{12}b - {}^1k_{21}g, \qquad (4.18\,\text{b})$$

$$\dot{u} = \qquad\qquad +{}^1k_e\, b. \qquad (4.18\,\text{c})$$

u ist die gesamte eliminierte Menge. Für die Konzentrationen in den beiden Kompartimenten ergibt sich:

$$\dot{c}_1 = \frac{1}{V_1}\, \dot{b} \quad \text{und} \quad \dot{c}_2 = \frac{1}{V_2}\, \dot{g}.$$

Im vorliegenden Fall mit zwei Kompartimenten nimmt die allgemeine Lösung für die Konzentration c_1 die folgende Gestalt an:

$$c_1(t) = A\,\mathrm{e}^{-\alpha t} + B\,\mathrm{e}^{-\beta t}. \tag{4.19}$$

Das Volumen des zentralen Kompartments V_1 ist gegeben durch

$$V_1 = \frac{D}{c_1(0)} = \frac{D}{A + B}. \tag{4.20}$$

Der Zusammenhang zwischen den sogenannten Hybridparametern A, B, α, β und den Mikroparametern der Differentialgleichungen ist durch folgende Beziehungen gegeben:

$$\alpha\beta = {}^1k_{21}{}^1k_e \quad \text{und} \quad \alpha + \beta = {}^1k_{12} + {}^1k_{21} + {}^1k_e, \tag{4.21a, b}$$

$$A = \frac{D(\alpha - k_{21})}{V_1(\alpha - \beta)} \quad \text{und} \quad B = \frac{D(k_{21} - \beta)}{V_1(\alpha - \beta)}. \tag{4.22a, b}$$

Das Verteilungsvolumen im Steady-State ist

$$V_{\mathrm{dss}} = \left[\frac{{}^1k_{12} + {}^1k_{21}}{{}^1k_{21}}\right] V_1. \tag{4.23}$$

4.3.2. Berechnung der pharmakokinetischen Parameter der iv.-Applikation mit Hilfe der Abschälmethode

Wir beginnen die Auswertung mit den Daten der intravenösen Injektion nach der Methode des sukzessiven Abschälens, Tab. 10. Auf Abb. 61 ist die halblogarithmische

Darstellung dieser Werte zu sehen. Gemäß Gl. (4.18) sollen sie durch die Summe zweier Geraden

$$\ln c_1(t) = \ln A - \alpha t + \ln B - \beta t = Y_{II} + Y_I$$

angenähert werden. Mit einem Lineal ist sofort zu sehen, daß die letzten 6 Werte von $t = 3$ bis 72 h etwa auf einer Geraden liegen. Die Parameter b und β der Geradengleichung

$$Y_I = b - \beta t, \quad \text{mit} \quad b = \ln B, \quad B = e^b,$$

erhält man graphisch oder genauer durch lineare Regression zu $\beta = 0{,}01599 \pm 0{,}00132$ h^{-1}, $b = 3{,}845 \pm 0{,}049$ und $B = 46{,}8 \pm 2{,}3$ µg/ml. Der Korrelationskoeffizient $r = 0{,}9868$ weist auf eine gute Anpassung hin. Die Geradengleichung $Y_I = 46{,}8 - 0{,}016\,t$ ergibt die Werte in der dritten Spalte der Tab. 10. Aus D/B ergibt sich das extrapolierte Verteilungsvolumen $V_{\text{dext}} \approx 8$ l. Die Halbwertszeit des langsamsten Prozesses wird häufig als „biologische Halbwertszeit" bezeichnet. Sie beträgt in diesem Falle

$$T_{1/2(\beta)} = \frac{\ln 2}{\beta} = 43{,}3 \pm 3{,}9 \,\text{h}.$$

Jetzt kann man $A\,e^{-\alpha t}$ aus $c_1(t) - B\,e^{-\beta t}$ errechnen. Diese Differenz zwischen den Meßwerten $c_1(t)$ und den berechneten Werten $B\,e^{-\beta t}$ steht in der vierten Spalte von Tab. 10. Die Abb. 61 zeigt, daß auch diese Werte zwanglos durch eine Gerade verbunden werden können. Durch lineare Regression über die ersten 6 Werte der vierten Spalte ergibt sich

$$Y_{II} = 23{,}9 - 1{,}02\,t, \quad r = 0{,}9799.$$

Diese Gerade liefert die Werte in der fünften Spalte der Tab. 10. Wiederum zeigt sich eine gute Übereinstimmung der berechneten und der durch Differenzbildung erhaltenen Werte. Durch die Addition der Werte in der dritten

Tabelle 10

Meßwerte $c_1(t)$ und berechnete Werte $c_1'(t)$ und $c_1''(t)$ des zeitlichen Verlaufs der Serumkonzentration von Phenylbutazon nach intravenöser Injektion von 0,373 g

1	2	3	4	5	6	7
t (h)	$c_1(t)$ (μg/ml)	$B\,e^{-\beta t}$	$c_1(t) - B\,e^{-\beta t}$	$A\,e^{-\alpha t}$	$c_1'(t)$ (μg/ml)	$c''(t)$ (μg/ml)
0	—	46,75	—	23,88	70,63	72,56
0,25	66,9	46,57	20,33	18,52	65,09	66,26
0,5	60,7	46,38	14,32	14,37	60,75	61,34
0,75	57,0	46,20	10,8	11,14	57,34	57,50
1,0	54,6	46,01	8,59	8,64	54,64	54,59
1,5	49,8	45,65	4,15	5,20	50,85	50,25
2	49,0	45,28	3,72	3,13	48,41	47,58
3	44,7	44,56	0,24	1,13	45,69	44,69
6	40,2	42,48	—	—	42,48	41,63
12	37,8	38,59	—	—	38,59	38,08
24	33,1	31,85	—	—	31,85	31,95
48	24,4	21,70	—	—	21,70	22,49
72	13,6	14,78	—	—	14,78	15,83

Summe der Abweichungsquadrate:

$$\sum (c_1 - c_1')^2 = 21,9,$$

$$\sum (c_1 - c_1'')^2 = 15,4.$$

und fünften Spalte errechnet sich der Gesamtverlauf des Serumspiegels in der sechsten Spalte entsprechend der Gleichung:

$$c'_1(t) = 46,8 \; e^{-0,016t} + 23,9 \; e^{-1,02t}. \qquad (4.24)$$

Vergleicht man die Meßwerte (zweite Spalte) mit den berechneten Modellwerten (sechste Spalte), so wird die gute Übereinstimmung deutlich, die auf Grund der Korrelationskoeffizienten für beide Geraden zu erwarten war.

Für $t = 0$ erhält man $c'_1(0) = A + B = 70,7$ µg/ml. Damit kann man das Verteilungsvolumen des zentralen Kompartments V_1 berechnen:

$$V_1 = \frac{D}{c'(0)} = 5,28 \; l$$

Dies entspricht etwa dem Plasmavolumen des Menschen. Das ist verständlich, da vom Phenylbutazon eine feste Plasmaeiweißbindung bekannt ist.

Mit Hilfe der Gl. (4.19 bis 4.23) ergibt sich in erster Auswertung der Daten der intravenösen Injektion aus A, B, α und β folgendes Bild.

Verteilungsvolumina: $V_1 = 5,28 \; l$, $V_2 = 2,56 \; l$, $V_{dss} = 7,84 \; l$, biologische Halbwertszeit: $T_{1/2(\beta)} = 43,3 \; h$,
Halbwertszeit der Verteilungsphase: $T_{1/2(\alpha)} = 0,68 \; h$,
Fläche unter der Blutspiegelkurve von 0 bis ∞:

$$AUC = \frac{A}{\alpha} + \frac{B}{\beta} = 2,945 \; g \cdot l^{-1} \cdot h,$$

totale Clearance:

$$Cl_{tot} = \frac{D}{AUC} = 126,6 \; ml/h,$$

Mikroparameter:

$$^1k_e = \frac{A + B}{\dfrac{A}{\alpha} + \dfrac{B}{\beta}} = 0,024 \; h^{-1},$$

$$^1k_{21} = \alpha - \frac{A(\alpha - \beta)}{A + B} = 0{,}68 \ \text{h}^{-1},$$

$$^1k_{12} = \alpha + \beta - {}^1k_{21} - {}^1k_e = 0{,}33 \ \text{h}^{-1}.$$

Im Steady-State ist der Nettofluß zwischen B und G Null, es muß gelten:

$$^1k_{12} V_1 = {}^1k_{21} V_2; \qquad (0{,}33 \cdot 5{,}28 = 1{,}74 = 0{,}68 \cdot 2{,}56).$$

4.3.3. Berechnung der pharmakokinetischen Parameter der iv.-Applikation durch Computersimulation

Außer dem graphischen oder rechnerischen „Abschälen" können die Parameter A, B, α und β der allgemeinen Lösung Gl. (4.19), oder die Mikroparameter des Differentialgleichungssystems (4.18) auch durch Computersimulation ermittelt werden. Dabei geht man so vor, daß, von einem geschätzten Startwert ausgehend, die Lösungen der Gleichungen berechnet und mit den Meßwerten verglichen werden. Als Maß der Anpassung wird häufig die Summe der Abweichungsquadrate als Gütefunktion gewählt. Bei weiteren Simulationen werden die Parameter in den Gleichungen so lange iterativ verbessert, bis das Minimum der Gütefunktion erreicht ist. Die Suche nach den optimalen Parametern kann mit deterministischen oder stochastischen Verfahren (z. B. Gradientenmethode oder Monte-Carlo-Methode) durchgeführt werden.

Für programmierbare Tischrechner gibt es heute schon leistungsfähige Verfahren, um die Parameter der allgemeinen Lösung Gl. (4.19) automatisch durch ein Iterationsverfahren zu schätzen. Dies wurde im vorliegenden Falle getan. Als Startwerte wurden die durch die Regressionsgeraden nach der Abschälmethode erhaltenen Werte benutzt. Man erhält die folgenden geringfügig veränderten Parameter:

$$A = 27{,}18 \pm 2{,}15 \ \mu\text{g/ml}, \quad B = 45{,}38 \pm 1{,}18 \ \mu\text{g/ml},$$

$$\alpha = 1{,}024 \pm 0{,}17 \ \text{h}^{-1}, \qquad \beta = 0{,}0146 \pm 0{,}0011 \ \text{h}^{-1}.$$

Mit diesen Parametern wurden die Werte $c_1''(t)$ in der siebenten Spalte von Tab. 10 berechnet. Gegenüber dem vorherigen Parametersatz ergibt sich eine Verbesserung der Anpassung, die in den Abbildungen nicht zu erkennen, aber aus der Summe der Abweichungsquadrate zu ersehen ist. Sie erniedrigt sich von

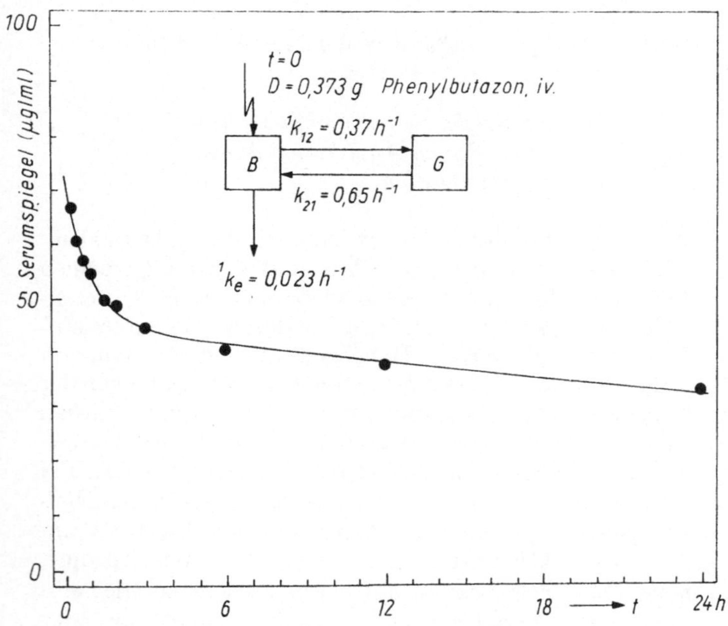

Abb. 63. Analogcomputersimulation des Serumspiegels $c_1(t)$ für die intravenöse Injektion. Für die Simulation wurden die angegeben optimierten Parameter benutzt

21,9 auf 15,4. Damit ändern sich auch die folgenden daraus berechneten Werte ein wenig:

Verteilungsvolumina: $V_1 = 5,14 \pm 0,25$, $V_2 = 2,94$, $V_{\text{dss}} = 8,08\,l$,

biologische Halbwertszeit: $T_{1/2(\beta)} = 47,5 \pm 3,3\,h$,

Halbwertszeit der Verteilungsphase: $T_{1/2(\alpha)} = 0,68 \pm 0,12\,h$,

Fläche unter der Blutspiegelkurve von 0 bis ∞:

$$AUC = 3,135 \pm 340 \text{ g} \cdot \text{l}^{-1} \cdot \text{h},$$

totale Clearance:

$$Cl_{\text{tot}} = 119 \pm 12 \text{ ml/h},$$

Mikroparameter:

$${}^{1}k_e = 0,023 \pm 0,003 \text{ h}^{-1}, \; {}^{1}k_{12} = 0,37 \text{ h}^{-1}, \; {}^{1}k_{21} = 0,65 \text{ h}^{-1}.$$

Eine Analogcomputersimulation des Differentialglei-chungssystems (4.18) mit obigen Parametern zeigt auf der Abb. 64 die Aufteilung der Gesamtmenge zwischen dem zentralen und dem peripheren Kompartment, sowie den zu jedem Zeitpunkt eliminierten Anteil.

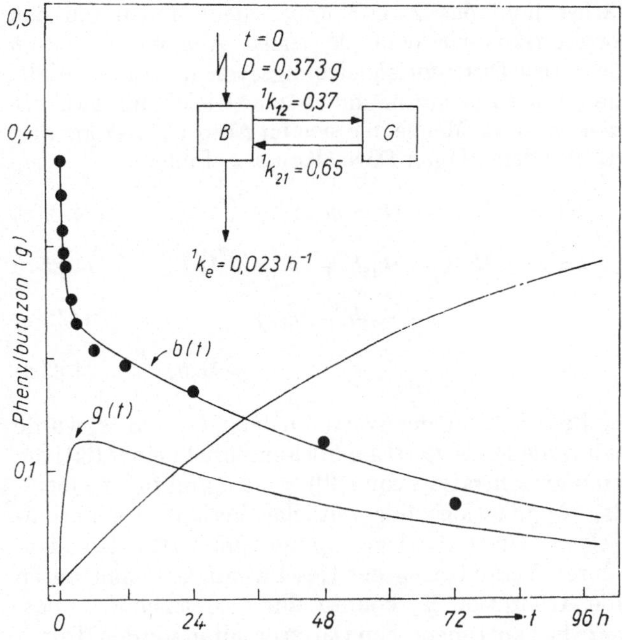

Abb. 64. Analogcomputersimulation des Verlaufs der Teilmengen in den Kompartimenten B und G, sowie der eliminierten Menge mit dem optimalen Parametersatz Zu jedem beliebigen Zeitpunkt t gilt die Bilanzgleichung $b(t) + g(t) + u(t) = b(0) = D$

Für die digitale Simulation von Differentialgleichungssystemen und die automatische Parameterbestimmung sind Großrechner (z. B. IBM 360/40, EC 1040, BESM 6) erforderlich. Für diese Rechner stehen leicht zu erlernende problemorientierte Simulationssprachen (z. B. CSMP, BORIS, SPAS) zur Verfügung. Allerdings ist die Auswertung pharmakokinetischer Daten mit Hilfe von Großrechnern in der Regel zeitaufwendiger.

4.3.4. Analogcomputersimulation der oralen Applikation

Zunächst muß das Zwei-Kompartment-Modell um das Absorptionskompartment M (siehe Abb. 65) erweitert werden. Das Differentialgleichungssystem muß ebenfalls um den Absorptionsterm und um eine Gleichung erweitert werden. m ist die Menge, die sich im Absorptionskompartment, hier dem Magen-Darm-Kanal, befindet.

$$\dot{m} = -{}^1k_a m, \quad D = m(0), \tag{4.25a}$$

$$\dot{b} = +{}^1k_a m - {}^1k_{12}b + {}^1k_{21}g - {}^1k_e b, \tag{4.25b}$$

$$\dot{g} = \qquad\quad + {}^1k_{12}b - {}^1k_{21}g, \tag{4.25c}$$

$$\dot{u} = \qquad\qquad\qquad\quad + {}^1k_e b. \tag{4.25d}$$

Unter Beibehaltung der Werte für ${}^1k_{12}$, ${}^1k_{21}$ und ${}^1k_e$ wurde für eine orale Dosis von 0,4 g (dies entspricht einer fiktiven Anfangskonzentration von $c_1(0) = 92$ µg/ml für die intravenöse Applikation) der zeitliche Verlauf des Serumspiegels mit einem Analogcomputer simuliert. Ausschließlich durch Veränderung der Geschwindigkeitskonstanten für die Absorption ${}^1k_a$ konnte eine ausreichende Anpassung an die experimentellen Daten erhalten werden. Durch die digitale Simulation und Parameteroptimierung kann noch eine geringfügige Verbesserung erzielt werden, auf die in diesem Falle verzichtet wurde.

Mit den Parametern für die orale Einmalapplikation kann man eine Vorhersage des Blutspiegels für die wiederholte Applikation vornehmen. Dies ist auf Abb. 66 zu sehen. Da nach Ablauf des Dosierungsintervalls von 24 Stunden noch eine hohe Serumkonzentration vorhanden

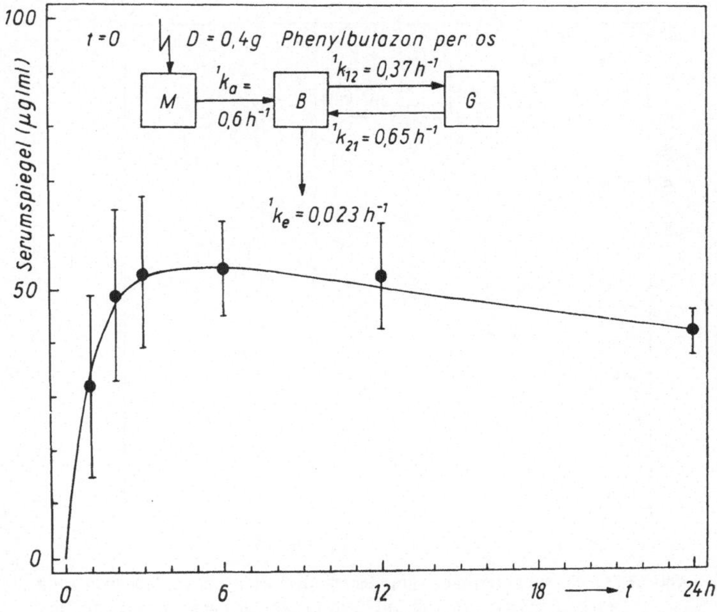

Abb. 65. Analogcomputeranpassung des für die orale Applikation erweiterten Modells. Für die Anpassung wurde nur die Geschwindigkeitskonstante der Absorption ^1k_a verändert

ist, muß nach diesem Modell eine starke Kumulation auftreten. Bereits bei der zweiten Gabe würden toxische Blutspiegelwerte erreicht werden. Dieses Verhalten ist jedoch aus der klinischen Praxis nicht bekannt. Der Widerspruch löst sich auf, wenn man im Modell die Tatsache der starken Plasmaeiweißbindung von Phenylbutazon berücksichtigt. Die Bindungskapazität ist nicht sehr

12*

hoch, sie wird bei Tagesdosen über 0,8 g überschritten.
Während der gebundene Anteil nur sehr langsam abge-
spalten wird und erst dann biotransformiert werden kann,
unterliegt der die Bindungskapazität überschreitende freie
Anteil einer Biotransformation, die zu einem raschen Ab-
sinken des Blutspiegels führt. Das heißt, in Abhängigkeit

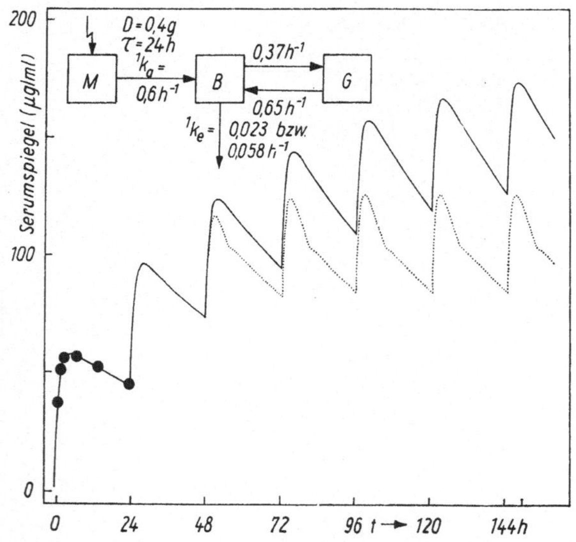

Abb. 66. Analogcomputersimulation der wiederholten oralen Gabe von 0,4 g
Phenylbutazon pro Tag mit dem optimalen Parametersatz aus der
Einmal-Applikation. Die punktierte Kurve zeigt den Verlauf mit Be-
rücksichtigung der begrenzten Plasmaeiweißbindung

von der Konzentration im Blut ändert sich der geschwindigkeitsbestimmende Schritt und damit die Eliminationskonstante.

Im Modell läßt sich der geschilderte Sachverhalt durch eine
Zusatzbedingung berücksichtigen. Es gilt

$$^1k_e = \begin{cases} 0{,}023 \text{ h}^{-1} & \text{für} \quad c_1(t) < c_{1sat} \\ 0{,}058 \text{ h}^{-1} & \text{für} \quad c_1(t) \geq c_{1sat}, \end{cases} \tag{4.26}$$

wobei c_{1sat} die Sättigungskonzentration ist, bei der die Bindungskapazität überschritten wird. Nach BURNS et al. (1953) sind bei 37 °C bei Konzentrationen von 50—150 µg/ml 98—99% gebunden, während bei 250 µg/ml nur noch 88% gebunden sind. Aus der Literatur ist weiter zu entnehmen, daß das freie Phenylbutazon mit einer Halbwertszeit von etwa 12 Stunden eliminiert wird, woraus sich der Wert $^1k_e = 0{,}058$ bestimmt. Ferner ist bekannt, daß bei wiederholter Applikation, vermutlich durch Autoinduktion, die oxidierten Metaboliten im Plasma zunehmen. Die Abb. 66 zeigt punktiert die Kumulationskurve mit der Zusatzbedingung Gl. (4.26). Es sei noch darauf verwiesen, daß bei noch höheren Konzentrationen auch die Leberenzyme gesättigt werden können und das Modell nichtlinearen Charakter annehmen muß. Dafür spricht, daß bei Leberschäden die biologische Halbwertszeit vergrößert ist. Da zugleich aber auch die Proteinbindung bei Leberschäden reduziert ist, werden die Verhältnisse unübersichtlich. Die zur Zeit vorliegenden Daten ermöglichen daher noch keine weitere Verfeinerung des Modells.

4.3.5. *Analogcomputersimulation der rektalen Applikation*

Die rektale Applikation ist in der Regel mit einer weiteren Verzögerung der Wirkstofffreisetzung verbunden. Dies zeigt sich deutlich an dem sigmoiden Anstieg der Blutspiegelkurve gegenüber dem hyperbolischen bei oraler Applikation. Außerdem muß mit einer unvollständigen Resorption gerechnet werden. Ein sigmoider Anstieg der Blutspiegelkurve kann mit dem Modell für die orale Applikation prinzipiell nicht erreicht werden. Dies ist nur möglich, wenn dem Absorptionskompartment $(D -$ Darm) ein weiteres Kompartment R vorgeschaltet wird, das eine Verzögerung (Retardierung) der Absorption bewirkt (vgl. Abb. 43). Die Differentialgleichungen sind jetzt folgendermaßen abzuändern:

$$\dot{r} = -\frac{1}{T}\,r, \quad r(0) = fD, \tag{4.27a}$$

$$\dot{d} = + \frac{1}{T}\, r - {}^1k_a d, \tag{4.27b}$$

$$\dot{b} = \qquad\quad +{}^1k_a d - {}^1k_{12} b + {}^1k_{21} g - {}^1k_e b, \tag{4.27c}$$

$$\dot{u} = \qquad\qquad\qquad\qquad +{}^1k_e b. \tag{4.27d}$$

r und d sind die Mengen von Phenylbutazon, die sich im Kompartment R bzw. D befinden.

Mit einem solchen Modell konnte durch Analogcom-

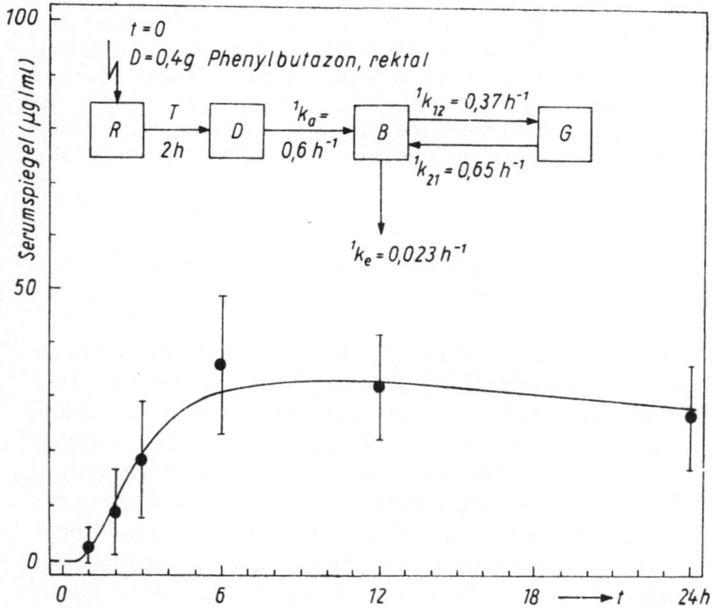

Abb. 67. Analogcomputeranpassung der rektalen Applikation von 0,4 g Phenylbutazon mit dem angegebenen Modell, das die verzögerte unvollständige Wirkstofffreisetzung berücksichtigt. Es wurde nur die Fraktion f
die tatsächlich im Blut erscheint, und die Verzögerungszeit T solange
variiert, bis eine gute Anpassung erreicht war. Alle anderen Parameter
sind dieselben wie für die orale Applikation. Eine Verzögerungszeit von
$T = 2$ Stunden bedeutet, daß nach 2 Stunden 63% der verfügbaren
Dosis absorbiert sind

putersimulation gezeigt werden (Abb. 67), daß für die Anpassung alle bisher ermittelten Parameter beibehalten werden können und nur eine Verzögerungszeit von $T = 2$ h notwendig ist. Außerdem mußte die unvollständige Resorption durch fD im Gleichungssystem berücksichtigt werden. Die Fraktion f der Dosis D, die im Blut tatsächlich erscheint, beträgt näherungsweise 0,6.

4.3.6. Vergleich von intravenöser, oraler und rektaler Applikation

Um die Flächen unter der Blutspiegelkurve bei den drei Applikationsarten vergleichen zu können, wurde das Integral über $c_1(t)$ von 0 bis 24 h mit dem Analogcomputer ermittelt. Dabei ergab sich:

$$\int_0^{24} c_1(t)\, \mathrm{d}t$$

$$= \begin{cases} 0{,}947 \text{ für die intravenöse Applikation von } 0{,}373 \text{ g,} \\ 1{,}13 \text{ für die orale} \qquad \text{Applikation von } 0{,}4 \text{ g,} \\ 0{,}67 \text{ für die rektale} \qquad \text{Applikation von } 0{,}4 \text{ g.} \end{cases}$$

$$(AUC\text{-Werte in } \mathrm{g} \cdot \mathrm{l}^{-1} \cdot \mathrm{h})$$

Durch Umrechnung der Werte der intravenösen Applikation von 0,373 g auf 0,4 g und Berücksichtigung der oberen Fehlerschranke des Anfangswertes $c(0) = 72{,}6 + 3{,}3$ µg/ ml erhält man für das Integral den Wert 1,06. Damit ergibt sich

$$\frac{AUC_{\mathrm{oral}}}{AUC_{\mathrm{iv.}}} = 106\% \quad \frac{AUC_{\mathrm{rektal}}}{AUC_{\mathrm{iv.}}} = 63\% \quad \frac{AUC_{\mathrm{rektal}}}{AUC_{\mathrm{oral}}} = 59\%.$$

Es zeigt sich eine gute Übereinstimmung zwischen den AUC-Werten, die mit Hilfe der Trapezregel aus den individuellen Serumspiegelkurven erhalten wurden (Tab. 9) und den *AUC*-Werten der Computersimulationskurven durch die Mittelwerte.

Es ist bekannt, daß Phenylbutazon vom Menschen langsam eliminiert wird. Seine Eliminationskinetik unterliegt dabei großen interindividuellen und intraindividuellen Schwankungen. Als Ursachen kommen dafür in Frage: Autoinduktion und -in-

Tabelle 11

Individuelle biologische Halbwertszeiten von 8 Patienten. Für die Berechnung wurden die Meßwerte von 12, 24 und 48 Stunden (Patienten 1 bis 5), bzw. 3, 6, 12, 24 und 48 (Patienten 6 bis 8) herangezogen. Die auf die Körpermasse bezogene Dosis betrug 5,6 $\pm$ 0,9 mg/kg. Man vergleiche die Korrelationskoeffizienten mit den Zufallshöchstwerten nach Tab. 8 für $f = 1$, bzw. $f = 3$.

Patient	Korrelations-koeffizient	biologische Halbwertszeit
1	0,9996	49,2
2	0,9762	57,0
3	0,9510	64,8
4	0,9949	66,3
5	0,9987	45,3
6	0,9890	55,3
7	0,9915	36,2
8	0,9798	74,5
	Mittelwert:	56 $\pm$ 12 h

hibition, Veränderungen des Verteilungsvolumens durch Veränderung der Plasmabindung, Vorhandensein kritischer Dosisniveaus, genetische Faktoren, Lebererkrankungen, Nierenerkrankungen und Interaktionen mit anderen Substanzen, wie z. B. Phenobarbital und Hydrokortison.

Die große Streuung der biologischen Halbwertszeiten bei einer Gruppe von 8 Patienten (Tab. 11) von 36 bis 74,5 h entspricht den von anderen Autoren publizierten Ergebnissen (AARBAKKE, I., 1978). Beispielsweise fanden VESELL und PAGE (1968) an 28 Probanden bei einer Dosis von 6 mg/kg eine mittlere biologische Halbwertszeit von 70 h mit einem Schwankungsbereich von 29 bis 175 h.

Zur kritischen Wertung der hier erhaltenen pharmakokinetischen Parameter ist noch folgendes zu sagen. Die beste Anpassung an alle Meßwerte von 11 Patienten, für die iv.-Daten vorlagen, ergab ein $T_{1/2(\beta)} = 47,5 \pm 3,3$ h, einen Wert, der unter dem Mittelwert von 70 h liegt. Die Standardabweichung von 3,3 h bezieht sich auf die Reststreuung der Mittelwerte bezüglich der Modellkurve, sie berücksichtigt nicht die Standardabweichung der Mittelwerte. Für die Datenanpassung wurden alle Mittelwerte der Meßwerte mit gleichem Gewicht belegt, was sicher auf Grund der unterschiedlichen Anzahl von Patienten $n = 3$ bis 8 und der unterschiedlichen Standardabweichungen nicht gerechtfertigt ist. Insbesonders scheinen die Werte für $t = 72$ h nicht ausreichend zu sein. Deshalb wurde $T_{1/2(\beta)}$ zusätzlich aus den Mittelwerten von $t = 6$ bis 48 h (Tab. 9) und aus den individuellen Werten von $t = 3$ bis 48 h (Tab. 11) bestimmt. Es ergab sich ein Wert von $T_{1/2(\beta)} = 57$, bzw. 56 h. Der um 10 Stunden niedrigere Wert von 47,5 h ist durch den Mittelwert 13,6 µg/ml für $t = 72$ h zu erklären, der nur von 5 Patienten gebildet wurde, wovon 4 zu der Gruppe gehören, die Phenylbutazon sehr rasch eliminieren. Benutzt man anstelle dieses Mittelwertes den maximalen Wert von 18,1 µg/ml, so verbessert sich nicht nur der Korrelationskoeffizient von 0,9867 auf 0,9978, sondern auch der Wert von $T_{1/2(\beta)}$ erhöht sich auf 55,1 h. Daher kann für die untersuchte Gruppe von Patienten ein $T_{1/2(\beta)} = 55$ h angenommen werden. Dieser Mittelwert liegt unter dem aus der Literatur bekannten Mittelwert von 70 Stunden, was wahrscheinlich auf die Tatsache zurückgeführt werden kann, daß es sich hier um Patienten, vorwiegend Rheumapatienten handelte, die zum Teil schon über längere Zeit mit Phenylbutazon und anderen Medikamenten behandelt wurden.

Für Geschwindigkeitskonstanten $^1k_{12}$ und $^1k_{21}$ wurden keine Standardabweichungen angegeben. Für $^1k_{21}$ z. B. errechnet man aus $\beta/^1k_e$ einen Bereich von 0,93 bis 0,44 h^{-1}. Dies entspricht der Erfahrung, die man durch Analogcomputersimulation des Zwei-Kompartment-Modells gewinnt, daß eine Veränderung von $^1k_{12}$ oder $^1k_{21}$ den Gesamtverlauf der Serumspiegelkurve relativ unempfindlich beeinflußt. Zu einer genaueren Bestimmung dieser Geschwindigkeitskonstanten wären zusätzliche Meßwerte aus dem peripheren Kompartment G notwendig. Für detailliertere Untersuchungen könnte eine Auswertung der Daten nach Patientengruppen, etwa nach der Art der Vorbehandlung, Raucher/Nichtraucher u. ä. weitere pharmakokinetische Zusammenhänge aufklären.

5.   Beeinflussung der pharmakokinetischen Prozesse

Die Pharmakokinetik betrachtet die pharmakokinetischen Daten, wie Eliminationshalbwertszeit und Verteilungsvolumen, als biologische Standardgrößen in dem Sinne, daß für ein und dieselbe Substanz am gleichen Probanden unter gleichen äußeren Bedingungen gleiche Werte ermittelt werden können. Darauf gründet sich die Bewertung von Organfunktionstests und die Aufstellung von Dosierungsschemata für die Langzeittherapie. Es steht jedoch außer Zweifel, daß pharmakokinetische Parameter durch exogene und endogene Faktoren erheblich beeinflußt werden können. Die Kenntnis dieser Faktoren ist vor allem für die praktische Anwendung pharmakokinetischer Verfahren wichtig. Hier können nur einige typische Beispiele gegeben werden (vgl. hierzu auch WAGNER, 1975). Von besonderem Interesse sind die Beeinflussung der *Absorption*, der *Elimination*, der *Proteinbindung* und des *Verteilungsvolumens*. So kann z. B. eine verringerte oder beschleunigte Elimination eines Pharmakons zum Versagen der Therapie führen.

5.1.   *Veränderungen der Absorption*

Die Absorption eines Pharmakons im *Gastrointestinaltrakt* kann vielfältigen Einflüssen ausgesetzt sein. Ein wichtiger Faktor dabei ist der *pH-Wert des Magensaftes*. Es ist bekannt, daß die nichtionisierte Form eines Arzneimittels durch die Magenschleimhaut diffundiert, die ionisierte jedoch praktisch nicht. Deshalb sind der pK_a-*Wert des Arzneimittels* und der pH-Wert des Magensaftes entscheidende Faktoren für die Verteilung der Substanz auf Magen und Plasma. Da sich der pH-Wert des Magensaftes leicht verändern läßt, ergeben sich daraus starke Schwankungen der Absorption der Substanz durch die Magenschleimhaut: Basische Substanzen werden schlecht absorbiert, ihre Absorption steigt, wenn der pH-Wert des Magensaftes angehoben wird; umgekehrt werden saure Substanzen besser absorbiert, die Absorption verschlechtert sich bei höheren Werten.

Für die Absorption durch den Darm ist für eine Reihe von Substanzen (Thiamin, β-Karotin, Aminosäuren, α-Tokopherol, Riboflavin, Askorbinsäure) eine Sättigungskinetik bekannt. Eine Sättigungskinetik ist für alle aktiven Transportmechanismen zu erwarten. Die Transportgeschwindigkeit solcher Substanzen ist durch kompetitive und nichtkompetitive Inhibition (ferner durch Enzyminduktion und Inhibition) beeinflußbar.

Weitere Faktoren, die die Absorption im Gastrointestinaltrakt beeinflussen können, sind

- *abnorme Motilität*, verkürzte Magenentleerung, erhöhte Darmperistaltik können sowohl die Absorptionsquote erhöhen als auch vermindern; zudem kann die Motilität vom Zustand des Patienten (Koma) und dem Pharmakon (Beruhigungsmittel) selbst stark beeinflußt werden,
- *Füllungszustand*, z. B. bei Alkoholgenuß auf nüchternen Magen oder nach reichlicher Mahlzeit,
- *Komplexbildungen* des Wirkstoffes, z. B. mit Zitronensäure oder Nahrungsbestandteilen, Bindung an Adsorbentien. Bekannt ist auch beispielsweise die verzögerte Absorption von Tetrazyklinen durch Kalzium- oder Aluminiumionen und der Einfluß von Süßstoff (Zyklamat) auf die Absorption von Antibiotika.
- *Magen- und Darmsekretion*, sie können zur Zerstörung von Substanzen beitragen,
- *Durchblutung* des Gastrointestinaltraktes und deren Beeinflussung durch Pharmaka mit Kreislaufwirkung,
- *Arzneiform*, Zerfallsgeschwindigkeit von Tabletten, pH-abhängige Verkapselung, Partikelgröße u. ä.,
- *Erkrankungen*, z. B. der intestinalen Lymphgefäße.

Subkutan oder intramuskulär applizierte Substanzen werden in ihrer Absorption natürlich durch die Durchblutung der Applikationsstelle beeinflußt, die ihrerseits selbst unter der Wirkung von Pharmaka (Vasodilatoren) verändert sein kann.

5.2.   Veränderungen der Elimination

Bei der wiederholten Gabe eines Medikaments wendet der Arzt oft ein festes, vorgegebenes Dosierungsschema an, d. h. Initialdosis, Erhaltungsdosis und Dosierungsintervall werden für alle (erwachsenen) Patienten gleich gewählt. Dabei wird stillschweigend vorausgesetzt, daß die Eliminationskinetik für alle Patienten gleich ist. In der letzten Zeit ist aber immer deutlicher geworden, daß hier eine große Variabilität vorliegt. Eine große Zahl exogener und endogener Faktoren kann die Eliminationsgeschwindigkeit beeinflussen. Einige Faktoren, die hierbei eine Rolle spielen, sind:

— krankhafte Veränderungen des Eliminationsorgans,
— Altersabhängigkeit,
— pharmakogenetische Faktoren,
— Säure-Basen-Haushalt (Elektrolythaushalt),
— Blutdruck und Wasserdiurese,
— Enzyminduktion und -inhibition,
— toxische Wirkungen, Metabolitinhibition,
— Proteinbindung,
— Clearancedepression.

Durch Funktionstests mit geeigneten Testsubstanzen ist gezeigt worden, daß infolge krankhafter Veränderungen von Eliminationsorganen eine erhebliche Verminderung der Eliminationsgeschwindigkeit eintreten kann. Die glomeruläre Filtrationsrate beträgt normalerweise 120 ml/min. Sinkt dieser Wert auf 20 ml/min ab, was vielfach bei renalen Störungen der Fall ist, so wird die Ausscheidung der Arzneimittel vermindert, die hauptsächlich auf diesem Wege ausgeschieden werden. Es muß die Dosierung .dann wesentlich verändert werden, was vor allem bei Antibiotika, z. B. Streptomyzin oder Kanamyzin, wichtig ist, die bei lange anhaltenden hohen Plasmakonzentrationen zu Gehörschäden führen. Die Pharmakokinetik ermöglicht es, solche Eliminationsstörungen bei der Dosierung zu berücksichtigen.

Die mittlere Plateaukonzentration einer Substanz ist bei einer Dauertherapie dem Dosisstrom direkt und der totalen Clearance indirekt proportional. Da die totale Clearance als Summe einer renalen Clearance Cl_r und einer nicht renalen Cl_{nr} aufgefaßt werden kann, gilt:

$$\bar{c} = \frac{D/\tau}{Cl_r + Cl_{nr}}.$$

Für die *Niereninsuffizienz* wurde gefunden (DETTLI et al., 1971), daß der renal eliminierte Anteil vieler Substanzen der endogenen Kreatinin-Clearance proportional ist. Es muß daher nur ein entsprechender Proportionalitätsfaktor f für die jeweilige Substanz bestimmt werden:

$$\bar{c} = \frac{D/\tau}{fCl_{\text{creat}} + Cl_{nr}}.$$

Cl_{nr} und f können an einem Patientenkollektiv mit Niereninsuffizienz verschiedenen Grades experimentell ermittelt werden. Diese Werte sind inzwischen für etwa 40 Substanzen bekannt. Bei diesen Substanzen kann dann auf Grund der in der Klinik durchgeführten endogenen Kreatinin-Clearance die individuelle Dosierung berechnet oder aus Nomogrammen entnommen werden.

Am Beispiel des Cephalosporin-Antibiotikums Cephacetril soll das Ausmaß der Beeinflussung durch Niereninsuffizienz gezeigt werden. SPRING et al. (1974) fanden für die Abhängigkeit der totalen Eliminationskonstante k_e von der endogenen Kreatinin-Clearance bei 23 Patienten folgende Regressionsgerade:

$$k_e = 0{,}022 + 0{,}00667\ Cl_{\text{creat}}, \quad (r = 0{,}992).$$

Dies bedeutet, daß für Patienten mit normaler Nierenfunktion (Cl_{creat} 100 ml/min) $k_e = 0{,}69$ und für anurische Patienten ($Cl_{\text{creat}} = 0$) $k_e = 0{,}022$ ist. Betrachtet man die Halbwertszeiten (Abb. 68), so zeigt sich ein Wert von einer Stunde für normale Nierenfunktion und 31,5 Stunden für Anurie. Allerdings nimmt die Halbwertszeit von $Cl_{\text{creat}} = 100$ bis $Cl_{\text{creat}} \approx 20$ nur langsam zu und steigt erst unterhalb dieses Wertes drastisch an (hyperbolischer Verlauf). Dieses Verhalten wurde bisher bei sämtlichen Pharmaka gefunden, die überwiegend renal eliminiert werden.

Bei *Leberschädigungen* werden die über die Leber ausgeschiedenen oder metabolisierten Arzneimittel verzögert eliminiert: z. B. Phenylbutazon, Steroide, Salizylate, Chloramphenikol, Sulfonamide. Parazetamol (N-Azetyl-aminophenol) beispielsweise hat eine Plasmahalbwertszeit von drei Stunden, beim Vorliegen von Leberschäden

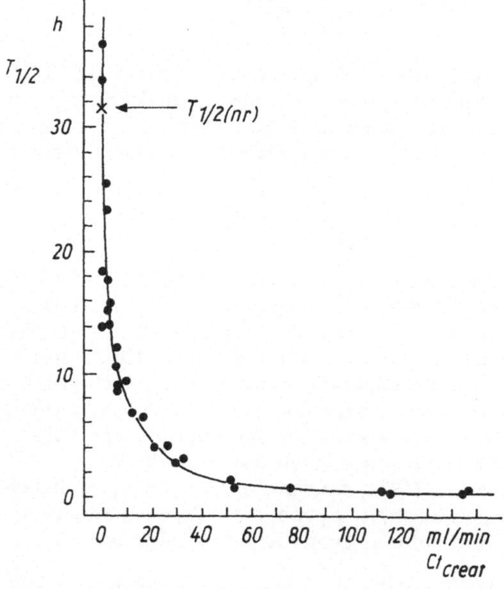

Abb. 68. Abhängigkeit der Halbwertszeit $T_{1/2}$ von Cephacetril bei Patienten mit eingeschränkter Nierenfunktion von der endogenen Kreatininclearance Cl_{creat}. (Nach SPRING et al.)

kann sie mehr als doppelt so groß werden, was zu einer entsprechend hohen Plasmakonzentration führt. Andererseits kann eine Überdosierung von Parazetamol eine akute Lebernekrose verursachen. Allgemein ist bekannt, daß sich chronische Leberkrankheiten jedoch nicht so drastisch auf die Eliminationskinetik auswirken wie Nierenfunktionsstörungen.

Altersabhängige Veränderungen betreffen hauptsächlich Neugeborene und das höhere Lebensalter. Der größte Teil der bisher daraufhin untersuchten Substanzen wird beim Neugeborenen wesentlich langsamer ausgeschieden als beim älteren Kind. Die Ursachen sind einerseits in der geringen Aktivität der Leberenzyme und andererseits in der verminderten glomerulären Filtration und tubulären Sekretion des Neugeborenen zu suchen. Diese Funktionen reifen erst in den ersten Lebensmonaten zur vollen Leistung heran. Etwa vom 6. Lebensmonat bis zu zwei Jahren scheinen einige Arzneimittel (Sulfonamide) rascher eliminiert zu werden als bei Erwachsenen. Im höheren Lebensalter verkleinert sich die Eliminationsgeschwindigkeit wieder, jedoch zeigen sich große Streuungen, die auf unterschiedliche Grade von Schädigungen zurückgeführt werden können. Dabei bilden sich die renalen Eliminationsfunktionen vermutlich eher zurück als die hepatischen. Auch hier wird man mehr und mehr zur individuellen Dosierung übergehen.

Verminderte oder fehlende Enzymaktivitäten können außer physiologischen und pathophysiologischen Ursachen auch genetisch determiniert sein. Die Pharmakogenetik beschäftigt sich mit dem *Einfluß genetischer Faktoren* auf die Arzneimittelwirkung. Dies betrifft u. a. durch Arzneimittelapplikation sichtbar werdende Genwirkungen, erblich bedingte Nichtansprechbarkeit auf Arzneimittel und veränderte Pharmakokinetik. Ein bekanntes Beispiel ist die Azetylierungsgeschwindigkeit von Isonikotinsäurehydrazid. Es gibt sogenannte Langsaminaktivierer mit einer Eliminationshalbwertszeit von 160 min und Schnellinaktivierer mit einer Eliminationshalbwertszeit von 60 min. Ein weiteres Beispiel liefert der Glukose-6-Phosphat-Dehydrogenase-Defekt. Eine Reihe von Substanzen (Phenazetin, Aminophenazon, Azetylsalizylsäure, Chloramphenikol) besitzen in diesem Falle eine Hämolyse auslösende Wirkung. Auch für die Elimination von Phenylbutazon konnten durch Untersuchungen an eineiigen und zweieiigen Zwillingspaaren genetische Einflüsse nachgewiesen werden. Als mögliche Ursachen für die Schwankungen der Halbwertszeit werden die genetisch determinierten enzymatischen Aktivitäten der Lebermikrosomen oder genetisch bedingte Veränderungen der Bindungsstellen am Albumin diskutiert, da 98% des Phenylbutazons an Albumin gebunden sind. Das heißt, auch genetische Veränderungen der Struktur von nichtenzymatischen Proteinen können die Eliminationskinetik von Pharmaka wesentlich verändern. Es ist damit zu rechnen, daß zukünftige Untersuchungen auf diesem Gebiet weitere Belege für eine genetisch determinierte Pharmakokinetik bringen werden.

Ähnlich wie die Absorptionsgeschwindigkeit wird die Eliminationsgeschwindigkeit vieler Substanzen vom pH-Wert des Harns und anderer Körperflüssigkeiten beeinflußt. Schwache Säuren werden im alkalischen Milieu stärker ionisiert als im sauren, daher im alkalischen Harn schlechter reabsorbiert und damit rascher eliminiert als im sauren Harn. Für schwache Basen gilt das Umgekehrte. Da der *pH-Wert des Harns* bei Fieberschüben, Intoxikationen usw. verändert werden kann, ist eine wesentliche Veränderung der Eliminationsgeschwindigkeit möglich. Beispielsweise konnte die Eliminationsgeschwindigkeit eines Sulfonamids durch Alkalisierung des Harns verdreifacht werden. Bei Langzeittherapie können durch Störungen im Säure-Basen-Haushalt sogar Abweichungen von den erwarteten Werten um das Zehnfache auftreten. Schwache Säuren, die bei saurem Harn langsamer eliminiert werden als bei alkalischem, sind z. B. Sulfonamide, Salizylate, Phenobarbital, Phenylbutazon, p-Aminobenzoesäure, Aminosäuren und Zitronensäure. Umgekehrt werden die schwachen Basen Chinin, Nikotin, Prokain, Morphin und Kodein bei alkalischem Harn langsamer eliminiert. Da die Tagesrhythmik den Säuren-Basen-Haushalt beeinflußt, verändert sich im Tagesrhythmus auch die Eliminationsgeschwindigkeit z. B. von Sulfonamiden.

Antibiotikaversager bei gleichzeitiger hochvolumiger Infusion können darauf zurückgeführt werden, daß die totale Clearance wesentlich erhöht wird und dadurch nur subtherapeutische Konzentrationen erreicht werden.

Die aktive Beeinflussung der Elimination durch die Niere durch Wasserdiurese wird allerdings erst bei großen Harnmengen von 500 bis 800 ml/Stunde beim Erwachsenen wirksam. Umgekehrt wird bei Lösungsmittelmangel die renale Clearance für viele Substanzen vermindert.

Enzymatisch katalysierte Biotransformationen von Arzneimitteln können regulatorisch (a) auf der genetischen Ebene durch *Enzyminduktion* und *Repression,* (b) auf der metabolischen Ebene durch Substrat- oder Produktinhibition und durch allosterische

Effektoren beeinflußt werden. Eine Vielzahl der Interferenzen von Pharmaka dürfte hierdurch zustande kommen.

Besonders ausführlich wurde in den letzten Jahren die *Enzyminduktion* untersucht. Darunter wird eine Vermehrung der mikrosomalen Enzyme der Leberzellen verstanden, die eine Elimination durch Demethylierung, Konjugation oder Oxidation bewirken. Bis jetzt sind etwa 200 Substanzen bekannt, die durch Enzyminduktion beeinflußt werden, einige sind in Tab. 12 angeführt. Am

Tabelle 12

Arzneimittel, die als Enzyminduktoren oder -inhibitoren wirken (nach der internationalen Kurzbezeichnung)

Enzyminduktoren

Äthylnortestosteron	Methyltestosteron
Aminophenazon	Nandrolon (Turinabol)
Barbiturate	Nicethamid
Carisoprodol	Orphenadrin
Chloralhydrat	Östradiol
Chlorzyklizin	Phenaglycodol
Chlordiazepoxid (Radepur)	Phenylbutazon
Chlorpromazin (Propaphenin)	Phenytoin
Desoxykortikosteron	Prednisolon
Dicoumarol	Probenecid
Diphenhydramin (Diabenyl)	Progesteron
Glutethimid (Elrodorm)	Promethazin (**Prothazin**)
Glyzeroltrinitrat (Nitrangin)	Testosteron
Karbutamid (Oranil)	Tolbutamid (Orabet)
Kortison	Triflupromazine
Meprobamat	

Enzyminhibitoren

Chloramphenikol (Berlicetin)	MAO-Hemmer
Dicoumarol	Phenylbutazon
Disulfiram	

bekanntesten dafür sind die Barbiturate, vor allem Phenobarbital. So fanden GLADTKE und von HATTINGBERG (1977), daß durch Phenobarbitalbehandlung die Eliminationsgeschwindigkeit von Sulfasomidin, von Bromsulphalein und auch von Bilirubin bei Kindern erhöht wird.

13 Knorre

WELCH et al. (1975) bestimmten $T'_{1/2}$ von Antipyrin in Patienten unter Phenytoinbehandlung zu $4,2 \pm 0,4$ h gegenüber $12,6 \pm 3,4$ h in normalen Probanden.

Bisher wenig beachtet wurde auch der *Einfluß des Tabakrauchens* auf die Eliminationskinetik. Tabakrauch enthält über 3000 chemische Verbindungen. Die Hauptwirkung auf die Elimination besteht in einer Erhöhung der Biotransformationsrate

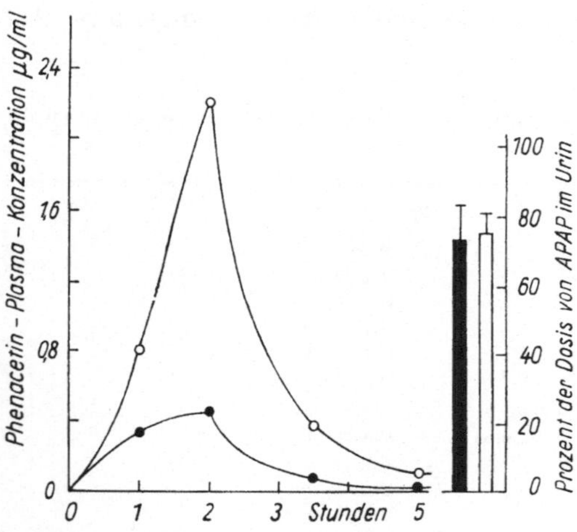

Abb. 69. Phenazetin-Plasma-Konzentration bei Rauchern (•) und Nichtrauchern (o) nach oraler Gabe von 900 mg. (Nach PANTUCK)

durch Enzyminduktion. Zuerst wurde dies von PANTUCK et al. (1972) für Phenazetin gezeigt. Orale Dosen von 900 mg wurden Rauchern und Nichtrauchern verabreicht und die Plasmakonzentration von Phenazetin, sowie die Urinausscheidung des Hauptmetaboliten N-Azetyl-p-aminophenol (APAP) gemessen (Abb. 69). Die identischen Mengen von APAP im Urin bei Rauchern und Nichtrauchern beweisen die gleiche Absorptionsquote in beiden Fällen. Es wird angenommen, daß die niedrigere Plasmakonzentration der Raucher durch verstärkte First-Pass-Metabolisierung entweder schon in der Darmwand oder bei der Leberpassage zustande kommt. Ähnlich erniedrigte Plasmaspiegel wurden für Antipyrin, Theophyllin, Koffein, Theobromin, Imipramin, Phenylbutazon, Pentazocin, Vitamin C und Vitamin B_{12} gefunden, keinen Einfluß konnte man auf die Elimination z. B. von Diazepam und Äthanol finden.

Von Diazepam, Phenylbutazon und Phenytoin ist bekannt, daß die Elimination durch die eigenen Metabolite inhibiert wird. Theoretische Untersuchungen (KNORRE et al., 1975) in offenen Systemen beim Vorliegen von *Substrat- oder Produktinhibition* zeigen, daß grundsätzlich *Multistabilität* zu erwarten ist. Damit ist gemeint, daß im System mit Pharmakonzufluß und Metabolitabfluß nicht nur ein Steady-State-Wert auftritt, sondern zwei oder mehrere unterschiedliche Steady-State-Konzentrationen in Abhängigkeit von den Anfangswerten auftreten können. Am ehesten sollten mehrere Steady-State-Konzentrationen in der Pharmakokinetik bei der Dauerinfusion zu erwarten sein. Beginnt man die Infusion eines seine eigene Elimination inhibierenden Pharmakons ohne Initialdosis, so stellt sich der erwartete Steady-State-Wert ein. Im Falle einer überhöhten Initialdosis jedoch geht die Plasmakonzentration in einen zweiten Fließgleichgewichtszustand über, der durch eine wesentlich höhere Plasmakonzentration und geringere Eliminationsrate gekennzeichnet ist.

Die *Verdrängung aus der Eiweißbindung* ist ein weiterer Faktor, der die Elimination bzw. den Plasmaspiegel beeinflussen kann. So ist beispielsweise bekannt, daß Sulfonamide Bilirubin aus der Albuminbindung verdrängen können, wodurch das Bilirubin aus dem Blut ins Gewebe abströmt und beim Neugeborenen die Gefahr des Kernikterus erhöht. Andererseits kann bei eiweißgebundenen Arzneimitteln bei Überschreitung der Bindungskapazität der diffusible Anteil rasch eliminiert werden. Durch die Überlagerung beider Effekte sind komplizierte Eliminationskurven zu erwarten.

Schließlich sei noch auf die *Clearance-Depression* bei gleichzeitiger Gabe mehrerer Substanzen (Probenecid), die tubulär sezerniert werden, und auf die starke Abhängigkeit der renalen Ausscheidung der extrazellulären Flüssigkeit vom arteriellen Blutdruck hingewiesen. Die Verdopplung des arteriellen Blutdrucks von 100 auf 200 mm Hg führt zu einer Versiebenfachung der renalen Ausscheidung von ECF (Wasser + Salze). Sinkt der arterielle Blutdruck auf 60 mm Hg, so geht die Ausscheidung von ECF gegen Null.

5.3. Veränderung des Verteilungsvolumens und der Pharmakon-Proteinbindung

Die Verteilung eines Pharmakons im Organismus ist das Ergebnis einer biophysikochemischen Wechselwirkung zwischen Pharmakon und Organismus. Seitens des Pharmakons spielen solche Eigenschaften wie pK_a-Wert bzw. Ionisationsgrad, Lipidlöslichkeit, Polarität und Molekulargewicht eine Rolle. Im Organismus sind Faktoren, wie pH-Wert der Körperflüssigkeiten, Gewebezusammensetzung (Fleisch/Fettanteil), Permeabilität von Membranen, Vorhandensein aktiver Transportmechanismen und Durchblutung wichtig. Entscheidend wird die Verteilung, bzw. das Verteilungsvolumen einer Substanz, auch von ihrer Bindung an Plasma- und Gewebeproteine beeinflußt. Infolge dieses komplexen Zusammenwirkens von Pharmakon und Organismus ist zu erwarten, daß das Verteilungsvolumen durch viele Faktoren beeinflußt werden kann. Im Unterschied zu den in den letzten Jahren verstärkt durchgeführten Untersuchungen von Eliminationsveränderungen, gibt es noch relativ wenige pharmakokinetische Untersuchungen zu Veränderungen des Verteilungsvolumens, obwohl solche Veränderungen ebenfalls direkt den Blutspiegel beeinflussen. Ein erster Überblick wurde von KLOTZ (1976) gegeben.

Unter den vielen Faktoren, die das Verteilungsvolumen verändern können, sind folgende bedeutsam:

— Wasserhaushalt
— Plasmaprotein-Bindung
— Körpermasse, bzw. Fleisch/Fett-Verhältnis
— Geschlecht

— Streß
— Schilddrüsenfunktion
— Durchblutung, bzw. Herzleistung
— Alter
— Pharmakon-Interaktionen
— Krankheiten, insbesonders Nieren-Leber- und Herz-
  Kreislauf-Erkrankungen.

Dazu sollen einige Beispiele angeführt werden. GLADTKE und
von HATTINGBERG (1977) berichten von *Vergrößerungen des extrazellulären Flüssigkeitsvolumens* bei Säuglingen auf 170% des
Normwertes ohne nachweisbare Ödeme und andererseits von
Abnahmen um 56%. Bei Erwachsenen sind solche Abweichungen
ohne Ödembildung nicht beobachtet worden. Allerdings können
Veränderungen in dieser Größenordnung auch bereits durch eine
einmalige Gabe eines Saluretikums oder durch Infusion koch-
salzhaltiger Flüssigkeit bewirkt werden.

Die reversible Bindung von Pharmaka an Proteine gehorcht
dem Massenwirkungsgesetz, der Grad der Bindung ist von der
Bindungsaffinität und -kapazität abhängig. Die *Bindung an
Plasmaproteine*, vorwiegend an Albumin, hat weitreichende pharmakokinetische Konsequenzen. Das gebundene Pharmakon ist
nicht diffusibel und daher pharmakologisch nicht wirksam, aber
es besitzt eine Speicherwirkung. Die Bindung führt zu ver-
längerten Eliminationshalbwertszeiten. Substanzen, wie Diazepam, Phenylbutazon, Phenytoin, die eine starke Plasma-
proteinbindung aufweisen, werden in ihrer freien Konzentration
erhöht, wenn die Bindung erniedrigt wird. Die Folge ist eine
Vergrößerung des scheinbaren Verteilungsvolumens. GUGLER et
al. (1975) fanden an Patienten mit nephrotischem Syndrom
gegenüber einer Kontrollgruppe eine Erhöhung des ungebunde-
nen Anteils von Phenytoin von 10 auf 19% und eine Verdopplung des scheinbaren Verteilungsvolumens von 0,3 auf 0,59 l/kg.
Ähnliche Werte wurden bei Hepatitis gefunden. Die maximale
Bindungskapazität für Phenytoin nimmt mit zunehmendem
Alter ab. Hinweise gibt es auch dafür, daß das Verteilungsvolumen von Phenytoin bei Frauen größer als bei Männern ist.

Physischer Streß verändert den Wasserhaushalt und damit
das Verteilungsvolumen. Unter Streß-Bedingungen können Pharmaka in zusätzliche Verteilungsräume gelangen. SWARTZ et al.
(1974) zeigten, daß unter Streß das zentrale Verteilungsvolumen
für Antipyrin verkleinert, dagegen das periphere vergrößert wird.

KLOTZ (1977) zeigte eine lineare *Zunahme des Verteilungs-volumens mit dem Alter* für Diazepam. Dies führt vermutlich zu der beobachteten Verlängerung von $T_{1/2(\beta)} = 20$ h für Zwanzig-jährige bis auf 80 bis 100 h für Sechzigjährige.

THOMSON et al. (1973) untersuchten die Pharmakokinetik des Antiarrhythmikums Lidokain in Gesunden und in Patienten mit Herzkrankheiten. Sie fanden eine signifikante Verkleinerung von $V_{dss} = 1,3$ l/kg auf 0,9 l/kg mit einer entsprechenden Erhöhung der Plasmakonzentration. Daraus schlossen sie, daß der toxische Bereich von Lidokain bei Herzkranken eher erreicht wird.

6.   Ausblick

Es ist allgemein akzeptiert, daß die Wirkung eines Phar-makons von seiner Konzentration im Rezeptor-Kompart-ment abhängt. In der Praxis sind diese Konzentrationen schwer zu messen. Es hat sich gezeigt, daß in vielen Fällen eine gute Korrelation zwischen Plasmaspiegel, Gewebe-spiegel und biologischer Wirkung besteht. Der Plasma-spiegel hängt jedoch von vielen Parametern ab: Geschwin-digkeit und Grad der Absorption, Bioverfügbarkeit, Über-gang in verschiedene Verteilungsräume, Plasmaprotein-Bindung, Biotransformations- und Exkretionsrate. DETTLI forderte 1973 diese, hauptsächlich an gesunden Probanden ermittelten, pharmakokinetischen Parameter auf ihre kli-nische Relevanz zu prüfen und *pharmakokinetische Unter-suchungen an Kranken* durchzuführen.

Die Entwicklung der klinischen Pharmakokinetik in den letzten Jahren zeigt eine deutliche Zunahme von Unter-suchungen an Nieren-, Leber-, Herz- und Krebskranken, sowie das Bestreben, Richtlinien zur *individuellen Dosie-rung* auszuarbeiten. Diese Entwicklung war von einer Ver-feinerung der experimentell analytischen Methoden zum spezifischen Nachweis kleinster Substanzmengen in den Körperflüssigkeiten und einer breiten Anwendung der modernen Rechentechnik zur Auswertung großer Daten-mengen begleitet. Heute stehen Programmsysteme zur Verfügung, die nicht nur für ein gegebenes Kompartment-

Modell aus den eingegebenen Daten die pharmakokinetischen Parameter automatisch ermitteln und ausdrucken,
sondern auch das für die jeweiligen Daten beste Modell
mit Hilfe statistischer Kriterien ermitteln. Die exogenen
und endogenen Einflüsse auf pharmakokinetische Prozesse werden in immer größerem Umfang erfaßt und bei
der Therapie berücksichtigt. Computerprogramme zur Erfassung und Vorhersage von Arzneimittelinterferenzen
wurden entwickelt. Damit werden immer bessere Voraussetzungen für eine *individuelle rechnergestützte Pharmakotherapie* geschaffen. Die individuelle Pharmakotherapie
wird besonders bei Substanzen mit geringer therapeuti-
scher Breite, wie bei Herzglykosiden oder Kanzerostatika,
erfolgreich sein.

In zunehmendem Maße werden pharmakokinetische
Modelle mit physiologischen verkoppelt. So wurde kürzlich ein physiologisch-pharmakokinetisches Modell für die
Vorhersage des Plasmaspiegels von Adriamyzin in Krebs-
patienten publiziert, das die Kompartimente Knochen-
mark, Fettgewebe, Muskelgewebe, Niere, Herz, Milz,
Darm, Leber, Lunge und Plasma berücksichtigt. Immer
mehr werden auch nichtlineare Effekte erkannt und bei
der Dosierung berücksichtigt. Nicht zuletzt durch die ver-
schärfte Arzneimittelgesetzgebung ist die Zahl der pharmakokinetischen Publikationen rasch angewachsen. Dabei geht der Anteil der rein experimentellen Arbeiten
gegenüber denen mit theoretisch fundierter pharmakokinetischer Analyse der Daten zurück. Neue spezielle
Zeitschriften für Pharmakokinetik (z. B. *Journal of
Pharmacokinetics and Biopharmaceutics*, seit 1972 und
Clinical Pharmacokinetics, seit 1976) erscheinen. Aus der
rückläufigen Zahl der neuen Wirkstoffe kann gefolgert
werden, daß die *Optimierung von Arzneimitteln* durch neue
galenische Formen und Modifikationen am Wirkstoff-
molekül zunehmende Bedeutung erlangt. Dabei macht die
exakte pharmakokinetische Analyse die erreichten Ver-
besserungen quantitativ meß- und vergleichbar.

7.   Weiterführende Literatur

Monographien

DOST, F. H.: Der Blutspiegel. VEB Thieme-Verlag, Leipzig 1953.

DOST, F. H.: Grundlagen der Pharmakokinetik. Georg-Thieme-Verlag, Stuttgart 1968.

DRUCKREY, H., und K. KÜPFMÜLLER: Dosis und Wirkung (= Die Pharmazie, 8. Beiheft/1. Erg.-Bd.). Verl. W. Saenger Berlin 1949.

GINNECKEN, C. A. M. VAN: Pharmacokinetics of antipyretic and antiinflammatory analgesics. Diss., Nijmegen 1976.

GLADTKE, E., u. H. M. VON HATTINGBERG: Pharmakokinetik. Springer-Verlag, Berlin—Heidelberg—New York 1977.

HOPPE, W., W. LOHMANN, H. MARKL, und H. ZIEGLER (Hrsg.): Biophysik, Springer-Verlag, Berlin—Heidelberg—New York 1977.

KNORRE, W. A.: Analogcomputer in Biologie und Medizin. VEB Gustav Fischer-Verlag, Jena 1971.

KUEMMERLE, H. P., E. R. GARRETT u. H. K. SPITZY (Hrsg.): Klinische Pharmakologie und Pharmakotherapie. Urban & Schwarzenberg, München—Berlin—Wien 1971.

RASPE, G. (ed.): Schering workshop on pharmacokinetics. Advances in the Biosciences 5. Pergamon Press-Vieweg, Braunschweig 1970.

RITSCHEL, W. A.: Handbook of basic pharmacokinetics. Drug Intelligence Publications, Hamilton 1976.

RÖPKE, H. u. J. RIEMANN: Analogcomputer in Chemie und Biologie. Springer-Verl. Berlin—Heidelberg—New York 1969.

ROMANOVSKY, J., N. V. STEPANOVA und D. S. CHERNAVSKY: Kinetische Modelle in der Biophysik. VEB Gustav-Fischer-Verlag, Jena 1974.

SCHELER, W.: Grundlagen der allgemeinen Pharmakologie, VEB Gustav-Fischer-Verlag, Jena, 1. Auflage 1968, 2. Auflage 1980.

WAGNER, J. G.: Biopharmaceutics and relevant pharmacokinetics. Drug Intelligence Publications, Hamilton 1971.

WAGNER, J. G.: Fundamentals of clinical pharmacokinetics. Drug Intelligence Publications, Hamilton 1975.

Reviews und Originalarbeiten

AARBAKKE, J.: Clinical Pharmacokinetics of Phenylbutazone. Clin. Pharmacokin. 3, 369 (1978).

ASSINDER, D. F., L. F. CHASSEAUD, J. O. HUNTER, R. J. JUNG and T. TAYLOR: Plasma concentrations of isosorbide dinitrate after oral administration of a sustained-release formulation to human subjects. Arzneim. Forsch. (Drug Res.) 27 (I), 157 (1977).

BRODE, E., J. KÜHNE, H. KUMMER und M. TRAUT: Zur Pharmakokinetik von Tretinoin nach lokaler Applikation. Arzneim. Forsch. (Drug Rs.) 24, 1188 (1974).

BURNS, J. et al. (1953) zit. nach AARBAKKE, J.

CHIOU, W. L. (1975) zit. nach LEOPOLD, G.

COLBURN, W. A., and M. GIBALDI: Pharmacokinetic model of presystemic metabolism. Drug Metabolism and Disposition 6, 193 (1978).

DETTLI, L.: Pharmakokinetische Grundlagen einer rationalen Arzneimitteldosierung: Eliminationskinetik und Arzneimittelkumulation. Bull. schweiz. Akad. med. Wiss. 29, 78 (1973).

FELDMANN, U., and B. SCHNEIDER: A general approach to multicompartmentanalysis and models for the pharmacodynamics. Lecture notes in biomathematics 11, 241 (1976).

FRÖMTER, E. in: Biophysik, Hrsg. W. HOPPE et al.

GARRETT, E. (1975) zit. nach LEOPOLD, G.

GERBER, N., u. J. G. WAGNER: Explanation of dose-dependend decline of diphenylhydantoin plasma levels by fitting to the integrated form of the MICHAELIS-MENTEN-equation. Res. Comm. Chem. Path. Pharmacol. 3, 455 (1972).

GIBALDI, M., and S. FELDMAN: Route of administration and drug metabolism. Europ. J. Pharmacol. 19, 323 (1972).

GUGLER, et al. (1975) zit. nach KLOTZ, U. (1976).

HARRIS and RIEGELMAN (1969) zit. nach LEOPOLD, G.

HATTINGBERG, H. M. VON: Mathematische Verfahren zur Auswertung von pharmakokinetischen Untersuchungen. Arzneim.-Forsch. (Drug Res.) 23, 1646 (1973).

JUSKO, W. J.: Role of Tobacco Smoking in Pharmacokinetics, J. Pharmacokin. Biopharm. 6, 7 (1978).

KLOTZ, U.: Pathophysiological and disease-induced changes in drug distribution volume: pharmacokinetic implications. Clin. Pharmacokin. **1**, 204 (1976).

KLOTZ, U.: Wichtige Faktoren, die beim Menschen die Verteilung und Elimination von Diazepam beeinflussen. Fortschritte der Medizin **95**, 1958 (1977).

KNORRE, W. A., F. BERGTER and Z. SIMON: Multistability in Metabolic Systems. studia biophysica **49**, 81 (1975).

KRÜGER-THIEMER, E.: Dosage schedule and pharmacokinetics in chemotherapy. J. Amer. pharm. Ass., Sc. ed. **49**, 311 (1960).

KÜBLER, W.: Pharmakokinetik der enteralen Resorption. In: Pharmakokinetik GLADTKE, E. und H. M. VON HATTINGBERG.

LEOPOLD, G.: First-Pass-Effekt. Arzneim.-Forsch. (Drug Res.) **27 (I)**, 241 (1977).

LEVY, G., T. TSUCHIYA, and L. P. AMSEL: Limited capacity for salicyl phenolic glucuronide formation and its effect on the kinetics of salicylate elimination in man. Clin. Pharmacol. Therap. **13**, 259 (1972).

PANTUCK, E. J. (1972) zit. nach JUSKO, W. J.

RAAFDAUB, J.: Über die Beziehungen zwischen Lipidlöslichkeit von Pharmaka und ihrem pharmakokinetischen Verhalten. Experienta **26**, 457 (1970).

RIEGELMAN et al. (1973) zit. nach LEOPOLD, G.

RITSCHEL, W. A.: Planning, Executing and Evaluating the Pharmacokinetics in Phase I Studies. Advances in Clin. Pharmacology, **13**, 212 (1977).

ROTHSTEIN, A., and A. D. HAYES zit. nach W. SCHELER.

RUPP, W.: Praktische Auswertungsmethoden in der Pharmakokinetik. Arzneim.-Forsch. (Drug Res.) **25**, 1149 (1975).

SACKMANN, E., in Biophysik, Hrsg. W. HOPPE et al.

SHAND, D. G. (1972) zit. nach LEOPOLD, G.

SPRING, P., J. RÄBER, H. REBER und L. DETTLI: Die Elimination des Antibiotikums Cephacetril bei Patienten mit eingeschränkter Nierenfunktion. Arzneim.-Forsch. (Drug Res.) **24**, 1463 (1974).

SWARTZ, et al. (1974) zit. nach KLOTZ, U. (1976).

THOMSON, P. et al. (1973) zit. nach KLOTZ, U. (1976).

TILLEMENT, J. P., F. LHOSTE and J. F. GIUDICELLI: Diseases and Drug Protein Binding. Clin. Pharmacokin. **3**, 144 (1978).

VAUGHAN, D. P. et al. zit. nach LEOPOLD, G.

VESELL, E. S. (1974) zit. nach KLOTZ, U.

WELCH, R. M. et al. (1975) zit. nach JUSKO, W. J.

Sachregister